Heal Kroppen Med Lyd

Fra Klagesang til Skønsang
Med Vibrationerne skabt af Stemmegafler

Zimon August Sepnors

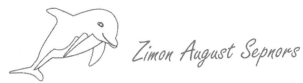

HEAL KROPPEN MED LYD

Fra Klagesang til Skønsang
Med Vibrationerne skabt af Stemmegafler

Kolofon:
Heal Kroppen Med Lyd
Forfatter og billeder: © Sepnors, Zimon August
Udgivet af: BoD – Books on Demand, København, Danmark
Trykt hos: BoD – Books on Demand, Norderstedt, Tyskland
1. udgave, 1. oplag 23. Oktober 2020
Layout: Zimon August Sepnors
Omslag: Zimon August Sepnors
Illustrationer: Jane Kynde og Gitte Husmer
Fotografer: Jessica Schrøder, Cecilie Loulou Simonsen,
Henrik Mansa Kristensen og Pixabay.com forskellige fotografer
ISBN: 9788743028451

Alle rettigheder forbeholdes. Fotografisk, mekanisk eller anden gengivelse af denne bog eller dele heraf må kun ske efter udtrykkelig forudgående aftale med både forfatteren og forlaget i henhold til gældende dansk lov om ophavsret.

Indholdsfortegnelse:

Kapitel 1 – Lyd som Healing................................. 14

Kapitel 2 – Stemmegafler.................................... 19

Kapitel 3 – Elektrisk Sundhed............................... 32

Kapitel 4 – Teknik til brug af Stemmegafler................. 43

Kapitel 5 – Energifeltet – De 7 Chakraer.................... 55

Kapitel 6 – Dig som Lydhealer............................... 108

Kapitel 7 – Muskeltestning.................................. 128

Kapitel 8 – Brug din Stemme til Healing..................... 131

Kapitel 9 – Afslutning...................................... 138

Referencer.. 151

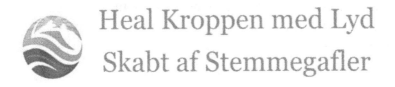

Heal Kroppen med Lyd
Skabt af Stemmegafler

Introduktion

Er du træt af at afspille den **samme gamle plade i dit liv?**

En plade der fortæller om mangel, frustration, fortvivlelse og lav energi igen og igen?

Dårlig fordøjelse, problemer med helbredet, økonomiske udfordringer, svage grænser?

Tro mig, du er ikke alene - jeg har selv været igennem det i mit liv, gået vejen og har den største medfølelse for den smerte og fortvivlelse det skaber, når vores krop og sind er ude af balance.

Der findes heldigvis simple løsninger, som du kan bruge i dit liv her og nu - til at styrke dit helbred og lade dig op indefra med energi hver evig eneste dag - ved ganske enkelt at åbne dig for lydens fascinerende verden.

Denne håndbog giver dig en grundlæggende, praktisk og let anvendelig viden om lydhealing med stemmegafler i dit liv.

Lydhealing er det redskab, som går ind og får taget fat på underbevidste overbevisninger og hengemte energier i fastfrosne følelser, traumer og tanker fra fortiden.

Dog uden at vi farer vild og fortaber os i de tunge følelser og oplevelser, men transformerer dem tilbage til deres oprindelige essens. Vi bryder den tynde skorpe, som har holdt os væk fra den fred, accept og kærlighed, vi i virkeligheden er.

Intentionen, bag al min deling af viden, er, altid at give kraften og styrken tilbage til dig selv, så du kan fiske selv, i stedet for, at jeg fisker for dig.

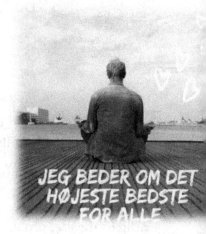

<u>Du er den ultimative healer</u>

Med dette redskab i værktøjskassen, vil du hurtigt og effektivt kunne understøtte din krop i at heale sig selv.

Healing betyder kort sagt 'at bringe tilbage til den oprindelige helhed, den oprindelige skønhed'.

Livet vil uundværligt byde på masser af udfordringer, spørgsmålet er mere følgende:

Hvordan overkommer vi udfordringer eller øger vores modstandsdygtighed?

Ved hjælp af lyden skabt af stemmegafler, vil du kunne få skabt større balance og harmoni i din tilværelse, men tro ikke på ét eneste ord af hvad jeg siger - gå hellere på opdagelse i det selv med denne håndbog.

Lydbølger skabt af stemmegafler benyttes i det energifelt (aura), der omgiver den menneskelige krop og skaber en dyb afslapning.

Det er en **simpel, effektiv og blid behandlingsmetode,** der kan skabe dybe og kraftfulde ændringer.

Det får din krop til at finde den rette tone igen – hvor det, som 'kører' for langsomt, speeder op, og det, som 'kører' for hurtigt, bliver beroliget.

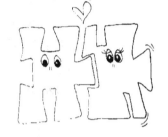

Din krop er magisk og vil i løbet af kort tid gå fra klagesang til skønsang

Håndbogen er en invitation til dig - til at gå på opdagelse i den fascinerende verden af lyd og vibration.

Men før vi starter, så lad mig først introducere til dig min vigtigste præmis for alting, jeg gør i mit arbejde – nemlig at minde dig om denne sandhed:

Du er allerede nok, du er allerede hel,
du er allerede perfekt,

I dette øjeblik, er du den kærlighed du har søgt

Med det i baghovedet, vil du altid stå stærkt i livets storme.
Lad os så komme i gang.

Kh Zimon August

Hvordan får du størst glæde af håndbogen?

Ligesom de fleste ting i livet: Jo mere du lægger i det, jo mere vil du få ud af det. Men bemærk at jeg ikke opfordrer dig til at knokle og presse dig selv.

Du kan få mest muligt ud af det på forskellige måder.
1. **Vær åben overfor al indholdet.** *Jeg beder dig ikke om at stole blindt på, hvad jeg siger – faktisk det modsatte. Jeg beder dig bare om at have et åbent hjerte og sind, da noget af dette indhold vil udfordre dig.*

2. **Læs indholdet igen og igen.** *Materialet er skabt til at blive læst mere end én gang. Gentagelser øger forståelsen og åbner dig. Læring kommer i lag, og vi skal tit have hørt og set det mange gange, før vi ændrer adfærd.*

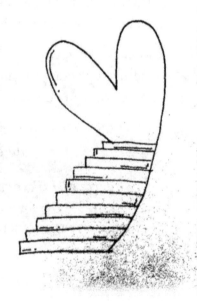

3. **Deltag fuldt ud.** *Tillad dig selv så godt som du kan at deltage aktivt i øvelserne i bogen.*

4. **Du behøver ikke tage noter.** *Selv om det er fint, så vil jeg faktisk anbefale dig at læse bogen én gang først uden noter for at tillade informationen at synke ind. Hvis du skriver ned, så glemmer du nogle gange at være til stede og medvirke. Du kan evt. skrive spørgsmål eller opgaver ned, som du vil fortsætte med.*

Én af mine lærermestre, qigong-mesteren Chunyi Lin, har sagt det meget præcist: **"Godt, bedre, bedst"**, og sådan er det med enhver begyndelse og læring af nyt materiale.

Så tillad dig selv at hænge i og vid at du med en anelse øvelse vil klare det godt. Ingen blev verdensmester på ét forsøg eller én dags træning.

Vi har alle sammen forskellige læringsstile - nogle af os lærer bedst igennem praktisk øvelse, andre ved at høre eller se andre gøre det; men uanset hvilken læringsstil du har, så tillad dig selv at lade læringen ske med lethed.

Vær som en baby der med store fascinerende øjne går på opdagelse i verden, som om alting var nyt og spændende, og der kun findes feedback og ikke fejl.

Kapitel 1
Lyd som healing

Invitation til at slippe din gamle historie

Min invitation til dig med denne bog - sig farvel til din gamle historie.

Selvom jeg ikke kender din personlige historie, så ved jeg, at du har været igennem meget smerte og lidelse (som menneske er det umuligt at undgå).

- Andre menneskers historier omkring dig, stikpiller og åbne sår der aldrig er healet fra gamle traumer i fortiden.

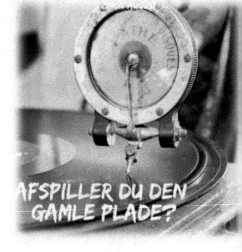

Som børn er vi ekstremt modtagelige for 'historier', og vi tror på dem. Vi tror, de er sandheden omkring os selv og hvem, vi er - så vi bliver ved med at finde bevis for dem til samlingen: "Nej, jeg er ikke god nok pga...", "jeg er ikke pæn nok, siden jeg ikke har en kæreste", "jeg er ikke værd at elske" osv.

Du er helten i dit eget liv - livredderen - men husk at det er tilladt at bede om hjælp, at gå til "livredning" og tage imod den redningskrans livet kaster én.

Der er mange veje til det samme mål.

Med lydhealing slipper vi de gamle energier, så kroppen kan heale sig selv.

Hvorfor lyd til healing?

Lyd er en de helt oprindelige former for healing og har været benyttet af alle kulturer verden over i mange tusinde år. Fra klokker til gongs, syngeskåle, didgeridoos blandt de australske Aboriginer, til trommer og fløjter.

Lyd har været brugt og bliver fortsat brugt til at bringe folk fra ubalancerede tilstande til en mere afslappet og bevidst tilstedeværelse.

Én af årsagerne til lyds effektivitet kommer fra det faktum, at vi ikke alene opfatter lyd igennem vores ører, men igennem hele vores krop. Vores hud, knogler og alt vandet i vores krop leder lydbølger. Vi har endda små antenner på hver cellemembran, som vibrerer ligesom stemmegafler i modsvar til den frekvensinformation, den modtager fra vores omgivelser. Kærligheden er det dybeste healingsredskab, men derefter ligger lyden ganske tæt på (Luckman, 2010).

Hvad kan lyd hjælpe med?

Lyd kan være skadeligt for vores helbred - på samme måde som andre stressfaktorer kan være det, når det bliver til støj: f.eks. i vores hjem eller arbejdsplads, eller i vores hoved. Men lyd kan også være opbyggende og konstruktivt for vores velvære, når det bliver benyttet på en bevidst måde.

Terapeutisk anvendte lyde har potentialet til at berolige vores nervesystem, berolige og fokusere vores sind, dæmpe vores følelser, lette smerte og meget mere. Kroppen responderer ganske enkelt godt på lyd (Beaulieu, 2010). Tænk bare på den sidste gang du hørte noget musik, som rørte dig følelsesmæssigt.

Én af de bedste lyde, som jeg kan anbefale dig at bruge til at støtte kroppen, er OM-lyden, også tit benævnt AUM, som kendes især fra buddhismen. Den findes i mange forskellige religiøse traditioner. I den kristne - AMEN, muslimske - AMEEN, og jødiske - SHALOM.

Forskellige udfordringer der potentielt kan forbedres og lindres med lydhealing.
- Smerter, angst, binyretræthed (det som fik mig ind på lydhealing var genstart af binyrerytmen, som gav mig energi og overskud), fordøjelsesproblemer, depression, følelsesmæssig uro, fibromyalgi, afhængigheder, frygt/fobier, panikanfald, svimmelhed/vertigo, PTSD, migræne/hovedpine, gener fra hjernerystelser, "fastlåsthed", anspændthed, og mere ...

Lyd, vibrationer eller frekvenser har en indvirkning på ikke bare vores fysiske krop, men al fysisk stof ☺

Der er en hel videnskab kaldet kymantik (fra græsk og betyder bølge). Man viser lyd synligt ved at have f.eks. en plade med sand ovenpå, som man vibrerer med forskellige frekvenser, hvorefter sandet samler sig i forskellige geometriske mønstre alt efter vibrationen.

Med lyden går vi ind og aflæser informationen i kroppen – hvor er der støj og modstand, hvorefter vi modulerer den information til et mere harmonisk udtryk. Så lydhealing er i og for sig informations-healing.

Siden ultralyd (lyd med så høj frekvens, at det er uden for det hørbare spektrum for mennesker, over 20.000 Hz) blev opdaget i 1930erne, så har det taget al opmærksomheden, og der findes langt flere videnskabelige studier, end der gør med lyd inden for det hørbare spektrums effekt. Der er dog lavet studier af kattes spinden, som efter sigende øger knogletætheden og hjælper med healing af muskler (Lyons, 2006).

Musik, vi kan høre med det menneskelige øre, har dog været brugt som healingsredskab igennem tusindvis af år af alle kulturer i verden. Ligesom alt andet her i livet, så er lyd et spektrum fra infralyd (under 20 Hz) til ultralyd, og der findes ingen grænser andet end i det menneskelige sind. Du vil kunne finde masser af videoer online, der forklarer kymantik og viser visuelt hvordan lyden indvirker på det fysiske, og hvordan det fysiske stof omorganiserer sig efter vibrationen.

Ét af de vigtigste budskaber for at komme lettere igennem arbejdet med lyden og de følelser, som det kan bringe op til overfladen, er dette:

"Feel it, to heal it" ♡

Genvejen til healing er at gå igennem følelserne:

- Ikke undgå og skjule sig for dem.
- Ikke kæmpe og hade dem.

Men elske og acceptere dem som de er - og husk at alle følelser har en ende.

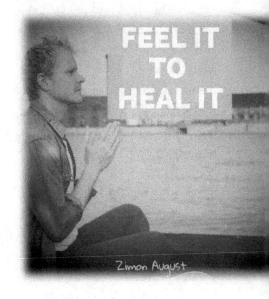

En følelse begravet levende dør aldrig, så pas godt på dig selv ved at tillade alle følelser at være der.

Du vil lære at håndtere dine følelser i højere grad og få fordøjet dem, så du ikke ender med følelsesmæssig forstoppelse i dette forløb.

KAPITEL 2

STEMMEGAFLER

Forskellige typer af stemmegafler

Der findes to primære typer af stemmegafler, selvom der findes hundredvis af forskellige frekvenser.

Stemmegafler med vægt, der ikke laver lyd, bruges på selve kroppen hovedsageligt og til at forstærke vibrationen igennem krystaller.

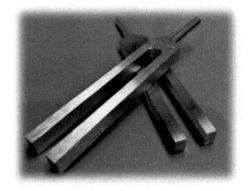

Derudover er der **stemmegafler uden vægt**, som producerer en lyd med forskellige frekvenser.

I denne håndbog vil vi primært arbejde med 174Hz stemmegaflen, der er den letteste at lære at aflæse og bruge i energifeltet, men der er mange andre, som kan benyttes.

174 Hz stemmegaflen er den solide arbejdshest, som tager den fastlåste energi og børster den som en kam indtil kroppen. De bedste er lavet i aluminium og ikke stål, da stemmegafler i stål ikke producerer de overtoner, som vi bruger i lydhealingen efter denne teknik.

Hvorfor lydhealing med stemmegafler?

Stemmegafler er et simpelt akustisk redskab til at skabe lydtoner, der kan bruges på og omkring kroppen. Når jeg arbejder med stemmegaflen omkring kroppen i energifeltet, så bruger jeg den som en slags sonar, hvor jeg sender lyd ind mod kroppen og energifeltet og lytter til signalet, der kommer retur. Din krop sender hele tiden vibrationer ud - bare tænk på sidste gang du lagde mærke til en dårlig "vibe" fra andre.

Grunden til, at vi kan føle det, er, at vi har små antenner på vores celler, der kontinuerligt sender og modtager information om vibrationer. Vi er meget modtagelige over for at mærke hinandens følelser og energier - ofte selv på afstand (Mckusick, 2014).

Stemmegaflen bruges til at aflæse, men også modulere disse vibrationer, da vores fantastiske krop hører støjen i signalet og ganske enkelt tuner sig selv ind i et mere harmonisk udtryk. Forestil dig det som en radiokanal, hvor man lige drejer den ind på den helt rigtige frekvens igen, så den ikke skratter, men lyden bliver klar og ren.

Stemmegaflen går først ind og resonerer med den dissonans eller forstyrrelse der er tilstede, før kroppen bruger lydbølgen fra stemmegaflen til at tune og afstemme sig selv. Hvert fysisk symptom har en specifik frekvens, som man kan genkende med træning. Det er f.eks. ret let at bemærke tonen af smerte, fordi det får stemmegaflens lyd til at blive meget skarp.

Det er ikke så meget lyden af stemmegaflen, du hører, der skaber ændringerne, men mere hvad der sker i din energimæssige krop som en konsekvens af det tonemiljø, stemmegaflen faciliterer.

Hemmeligheden bag et godt helbred er flow – dit nuværende flow af elektriske strømninger gennem din krop og hvor den eventuelt er blokeret, for alt i din krop er elektrisk. Vores krop består desuden af ca. 70 procent vand, og vand leder lydbølger fire til fem gange hurtigere end luft.

Når jeg bevæger stemmegaflen mod nogens krop, vil jeg støde på områder med modstand eller ladet med spænding. Med lyden skabt af stemmegafler, kan vi rykke disse områder af spænding ind til kroppen, så den energi igen kan vende tilbage til flow. Lidt ligesom en magnet, hvor du trækker små jernstykker rundt.

Hvis du har tidligere uddannelser indenfor sundhed og psykologi eller bruger andre healingsredskaber, så er lydhealingen med stemmegafler et godt supplement.

Der findes ikke én fast opskrift, selvom jeg vil komme med en guide i bogen her. Jeg vil tværtimod bede dig om at tilføje netop dit særlige præg til lydhealingen og bruge det som en del af din værktøjskasse, hvor reglerne godt må brydes for at lytte til den indre guide i stedet for. Jævnligt vil jeg også minde dig om ikke at overtænke teknikkerne eller overkomplicere dem – det sker jævnligt, at vi bliver fanget i overtænkning og glemmer, at alle svar er indeni os.

Forskellige vibrationer og frekvenser

Jeg arbejder primært med Solfeggio stemmegafler, men vil alligevel introducere de forskellige typer af stemmegafler og frekvenser, som jeg har fundet mest effektive.

Musik og lyd (frekvenser) er brugt som et kraftfuldt redskab til at hjælpe menneskets krop og sjæl længe. Dog har de moderne skalaer i musik vist sig at aktivere tænkning, mere end føling (hovedtænkning i stedet for at føle med hjertet). Den vestlige kammertone A4 har frekvensen 440 Hz, dvs. 440 svingninger pr. sekund, hvorimod den tone, som menes at aktivere føling med hjertet, er 432 Hz (Muynck de, 2015).

432 Hz menes også at kunne hjælpe med healing og spirituel udvikling, fordi den føles mere harmonisk og afslappende – derfor bruges den selvfølgelig meget i meditationsmusik. Med det in mente er det selvfølgelig ærgerligt, at den moderne musik er tunet til 440 Hz.

Solfeggio stemmegafler

Der fandtes engang en tone-skala, som var endnu mere kraftfuld end 432 Hz – de er kendt som de originale Solfeggio-frekvenser. Af ukendte grunde blev disse frekvenser glemt eller forsvandt omkring 1050 e.Kr.

I 1974 genopdagede Dr. Josepth Puleo dem imidlertid, hvilket er beskrevet i bogen "*Healing Codes for the Biological Apocalypse*" skrevet af Dr. Leonard Horowitz (Horowitz, 1999). Dr. Puleo fik efter sigende en inspiration til at undersøge Bibelen, hvor han fandt en række tal i kapitel 7, vers 12-83, hvor der var et mønster af seks gentagne koder, omkring en serie af numrene 3, 6 og 9, som er meget kendt indenfor numerologien, som en særlig kode bagvedliggende det fysiske univers.

Ved at bruge den numerologiske metode - at reducere tallene til en tværsum - så afslørede der sig en serie på seks elektromagnetiske lydfrekvenser, som svarer til de seks manglende toner i den gamle Solfeggio-skala.

Frekvenserne var 396 Hz, 417 Hz, 528 Hz, 639 Hz, 741 Hz og 852 Hz. Ved at beregne mønstret blev endnu tre healings-frekvenser dannet, som er **174 Hz, 285 Hz, og 963 Hz.**

De kristne rødder af Solfeggio går tilbage til en Gregoriansk sang kaldet "Hymne til Johannes Døberen" skrevet af Paul Deacon i det ottende århundrede. Sangen indeholder de originale Do Re Mi selvom det dengang var Ut Re Mi. Ut blev til "Do" i 1600tallet, men forandringerne fra Sa til Si er ukendt.

Solfeggio-skalaerne menes at være mindst 1500 år gammel. I Østen har man i indisk klassik musik noget tilsvarende Solfeggio, kaldet Sargram. Dette system til sangtoner er blevet brugt igennem tusindvis af år og er også baseret på de samme naturlige intervaller af frekvenser.

Beskrivelse af de forskellige Solfeggio-frekvenser

Her laver jeg en overordnet beskrivelse af hvad de forskellige frekvenser bruges til, men du kan bruge hvilken som helst stemmegaffel, du har. Du behøver bestemt ikke have alle frekvenser og stemmegafler for at kunne heale succesfuldt med lyd. Den, jeg personligt mest benytter, er 174 Hz som "grovkam", da den giver en masse information ved forandringer i tonen og 528 hz, som har en lys/skarp og næsten engleagtig kvalitet.

174 Hz – arbejdshesten eller "grovkam" der kan bruges til alle centre og energifelter. Absolut den bedste stemmegaffel at starte med, da den er let af afkode i forhold til tonerne, i sammenligning med de andre. Den arbejder med følelsen af sikkerhed, og den laveste af tonerne siges at fungere som en naturlig smertedæmper, både fysisk og psykisk. 174 Hz-frekvensen giver dine organer en følelse af sikkerhed, kærlighed, og opmuntrer dem til at gøre det bedste.

UT -396 Hz bruges som stemmegaffel specifikt til rodchakraet. Denne frekvens er blevet brugt til at ændre sorg til glæde samt frihed fra skam og frygt. Det er en frekvens af styrke og helhed - bruges især til healing af knogler og de dybeste strukturer af kroppen. Den skaber en befrielse af energien i kroppen og kan rense følelsen af skam. På den måde bliver det nemmere at opnå éns mål. Den er god til at finde skjulte blokeringer, underbevidste negative overbevisninger og idéer som har ledt til din nuværende situation.

RE -417 Hz bruges som stemmegaffel specifikt til sakralchakraet. Den frekvens faciliterer forandringer og styrker dit selvværd samt bringer healing til dine organer, især maven og fordøjelsessystemerne. Denne frekvens er god til at rense traumatiske oplevelser og destruktive handlinger fra fortiden. Den sætter dig i forbindelse med Kundalini-energien.

MI -528 Hz bruges som stemmegaffel specifikt til solar plexus-chakraet, men forbindes og bruges ofte også til hjertechakraet, da det bliver kaldt frekvensen for kærlighed – men alle frekvenser er kærlighed, hvis intentionen bagved er kærlig. Det er en stemmegaffel for mirakler og transformation, også kendt som DNA-reparation. Den har en meget høj og lys tone, næsten engleagtig, og er én af mine favoritstemmegafler - bruges som den finere "kam" igennem energifeltet. Healing af kroppen sker igennem hjertet og flyder ud igennem alle dele af din krop. DNA-reparationen siges at have følgende gavnlige fordele: øget livsenergi, klarhed i sindet, øget kreativitet og bevidsthed, dyb indre fred og fejring. Denne frekvens øger din kreativitet, intention og intuition til dit højeste bedste.

FA -639 Hz bruges som stemmegaffel specifikt til hjertechakraet – skaber forbindelser og bedre forhold. Denne frekvens bringer helhed til familien, så alting kan fungere i harmoni, fred og glæde. Denne frekvens er især beregnet til brystkassen, arme, skuldre, lunger, ribben og alt i den øvre del af kroppen. Frekvensen siges at forbedre kommunikation, forståelse og kærlighed.

SOL -741 Hz bruges som stemmegaffel specifikt til halschakraet – siges at vække intuitionen så man kan finde løsninger og udtrykke sin sandhed. Denne frekvens menes at hjælpe cellerne med at rense sig selv. Tonen vil hjælpe dig med at udtrykke dig selv - stå i din sandhed. Fysisk kan denne frekvens bruges til den øverste del af kroppen, til halsen – så man tygger maden bedre og derved styrker fordøjelsesprocessen.

LA -852 Hz bruges som stemmegaffel specifikt til det tredje øjechakra – vækker intuitionen og spiritualiteten. Denne frekvens siges at hjælpe med at heale hjernen, sindet og endda sjælen. Den genskaber orden i hjernebølgerne og hjælper til med hukommelsen samt giver ro i tankerne. Tonen er forbundet med vores evne til at se igennem illusionerne i vores liv og kunne se, hvad der er sandt. Den kan åbne op for kommunikationen med det åndelige.

SI -963 Hz bruges som stemmegaffel specifikt til kronechakraet – kommunikation med det guddommelige, det højere selv, det åndelige. Denne tone vækker kroppen og alle dens systemer til dens oprindelige perfekte tilstand. Den er forbundet med lys og ånd - tilbagevendingen til enheden af alting.

Schuman-resonansen (SR)

Schuman-resonansen blev opdaget i 1952 af forskeren W.O. Schuman. For energi-healere siges Schuman-resonansen at være jordens "hjerteslag" og fuldstændig fundamental for healingsprocessen. Schuman-resonansen er baggrundselektriciteten skabt af naturlige elektromagnetiske signaler, hovedsageligt lynnedslag, som cirkulerer og pulserer mellem jordens overflade og ionosfæren med ca. 7,83 Hz, der svarer til hjernens alpha-hjernebølge-tilstand. Signalet varierer alt efter tid på dagen, solaktivitet, højde m.m. (Odell, 2020).

Mennesker, dyr og planter har igennem millioner af år tilpasset sig denne naturlige frekvens, der pulserer omkring 7.83 Hz, og vores hjernebølger er tilpasset denne naturlige rytme. Når vi befinder os i denne frekvens, vil vi helt naturligt opleve, at vi føler os mere tilpas. Vores pineal-kirtel består af omkring 30 procent magnetit, som har magnetiske egenskaber, der er modtagelige for frekvensen. Da astronauter tog ud i rummet, fik de en slags "rumsyge", der delvist kan skyldes det manglende input fra Schuman-resonansen. Det forsvandt, da man installerede maskiner, der efterlignede Schumann-resonansen.

Fordelene ved Schuman-resonansen:

- Øget energiniveau
- Mere udholdenhed
- Stress-reduktion

- Genskaber den naturlige balance med jordens energi, som er blevet forstyrret af kunstigt skabte elektromagnetiske felter og signaler fra elektronik osv.
- Forbedring i indlæring og hukommelse pga. alpha-hjernebølge-tilstanden
- Kroppen healer hurtigere
- Mere balance
- Jordforbindelse/grounding
- Mindsker depression

Stemmegafler med vægt, som svarer til 7 gange Schumann-resonansen, 54.81 Hz, og 8 gange svarende til 62.64 Hz, er gode at bruge på selve kroppen, da de producerer en behagelig vibration og kan understøtte hinanden. Hvis du putter f.eks. én af hver af dem op til hvert øre eller på kroppen samtidig, så vil det producere 7.83 Hz svarende til en alpha/theta hjernebølge-tilstand.

Det kaldes også en "binaural beat", hvor man afspiller en tone i det ene øre og en tone næsten magen til i det andet øre, og hjernen danner så en tredje tone (som altså ikke er en rigtig hørbar tone, men kun noget hjernen opfatter, hvorefter den begynder at tilpasse sig denne "tones" frekvens). Teorien bag binaural beats er dermed, at eftersom vores hjernebølger beviseligt ændrer sig under lytning til lyde og musik, vil brugen af to stemmegafler, som tilsammen skaber 7.83Hz ved hjælp af resonans-samklang, kunne fremkalde ønskede hjernetilstande.

Fibonacci

Hvad gør Fibonacci-stemmegaflerne? Disse stemmegafler bringer en form for himmel på jord-energi til vedkommende, som bliver healet med dem. Lyden og frekvensen skaber en følelse af en spiral, der forbinder én til universets harmoni. De bliver brugt til at skabe balance i nervesystemet og skabe en naturlig orden og harmoni i kroppen.

Hvad er Fibonacci-sekvensen, og hvor kommer det fra?

Fibonacci var en italiensk matematiker, som opdagede et interessant matematisk forhold i denne sekvens af tal: 1, 1, 2, 3, 5, 8, 13, 21, 34 osv. Måske kan du bemærke, hvordan de to forudgående tal tilsammen skaber det tredje. Disse tal er blevet brugt i numerologien igennem tusindvis af år som en række vækstkoder og kan observeres overalt i naturen. Fibonacci-tallene har følgende interessante egenskab: deles et Fibonacci-tal med det foregående i rækken, fremkommer et tal som nærmer sig det gyldne snit.

Hvad er det gyldne snit?

Det gyldne snit er også kendt som det guddommelige snit og er en almindelig matematisk ratio at finde i naturen, som beskriver et perfekt symmetrisk forhold mellem to proportioner. Svarende ca. til 1:1.61 ratio mellem to proportioner.

Fibonacci-sekvensen er ikke kun undersøgt og studeret af matematikere, men også af kunstnere, musikere, psykologer og i spiritualiteten. Leonardo da Vinci mente, at det gyldne snit lå til grund for menneskets proportioner. Mange har undersøgt, hvordan det virker, og hvad det betyder. Sekvensen af Fibonacci-tallene skaber en spiralform, som man kan finde naturligt mange steder i naturen.

Vi finder den f.eks. i:

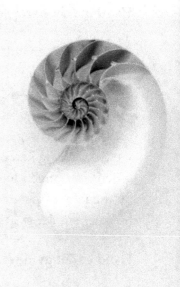

- Nautilus-skal (se billedet)
- En orkan
- Det menneskelige øre
- I menneskefosteret i maven
- En spiraltrappe
- Arkitekter, specielt i oldtiden, har brugt denne sekvens til at bygge bygninger.
- Musikere har brugt den til at lave skøn musik
- I en lang række forskellige blomster og endda kålhoveder.
- Der findes en række endeløse brug af denne matematiske sekvens

Standard findes ikke – al lyd kan være skøn

Når vi standardiserer tonerne og frekvenserne i moderne musik, så afskærer vi os nogen gange forholdet til jordens elektromagnetiske felt og Schuman-resonansen, som er omskiftelig. Derfor du kan opleve, at en live musikoplevelse kan noget helt særligt, når musikerne slipper kontrollen og tuner ind i energien på jorden i netop det øjeblik.

Al musik og lyd kan være healende, alt afhængig af til hvem og hvornår det sker. Healing betyder at bringe til helhed og fuldende. Når vi siger, at en lyd er dårlig eller forkert, så opdeler vi os selv – hvilket er det modsatte af helhed.

Lyd er vores lærer, så tillad dig selv at eksperimentere med de forskellige lyde og frekvenser. Vær som et barn på nysgerrig opdagelse i, hvad du har behov for i dag, og hvilken indvirkning de forskellige lyde har på dig netop i dag.

Kapitel 3
Elektrisk sundhed

Hvad er en aura?

Auraen er det energifelt, som omgiver samt findes inde i den menneskelige krop. Det består af både målbar elektromagnetisk energi og subtil energi eller chi.

Selvom den vestlige videnskab endnu ikke er i stand til at beskrive og måle subtil energi, så har andre kulturer - specielt de gamle indiske og kinesiske kulturer arbejdet med og beskrevet denne prana eller chi. Ordet chakra betyder hjul på sanskrit, og disse energispiraler bliver set som en del af kroppens subtile energianatomi. Disse chakraer er nok ikke helt tilfældigt placeret, da der findes store nerve-plexer i kroppen på disse punkter.

Perioder med stress eller udfordringer kan findes i aurafeltet med stemmegaflerne, hvor de viser sig som forstyrrelser eller "støj" i signalet, som let kan høres af både personen som modtager samt personen, der giver behandlingen. Nogle gange vil lyden endda være helt fraværende, som om den bliver suget væk. Alt afhængig af hvor i aurafeltet det viser sig, er det muligt at bedømme hvad alder den traumatiske oplevelse skete, og hvorvidt det var på et fysisk, følelsesmæssigt eller mentalt niveau - samt ikke mindst hvilke følelser der var involveret.

I lydhealing arbejder vi med et energifelt, der ligner en æbleform eller torusfigur, som strækker sig ca. 1,5-2 meter ud til hver side af kroppen og mødes ovenover og nedenunder kroppen.

Yderst i aurafeltet vil man finde kulturelt nedarvede mønstre, overbevisninger og tanker fra før undfangelsen hos forældrene og eventuelle traumer i generationerne før.

Forestil dig at det er som årringene på et træ eller en gammel grammofonplade, hvor jo tættere på kroppen du kommer, jo mere kommer vi ind til det nuværende øjeblik.

Hvis du f.eks. er 60 år nu, så vil man halvvejs i energifeltet finde oplevelser fra omkring 30-årsalderen. På den måde vil du kunne orientere dig og spørge ind til, hvad personen du healer har oplevet omkring den alder, som du er nået til.

Når du bringer den energi som blev fastfrosset i episoden op til overfladen, så kan den blive genintegreret i kroppen. Den stressfaktor eller magnet der tiltrak de samme oplevelser i aurafeltet forsvinder. Hermed kan kroppen lettere vende tilbage til dens harmoniske lyd og vibration.

Der kan oftest ses en reduktion og forbedring i kroppen efter én gang, men justeringerne skal oftest ske flere gange for at holde deres effekt.

Elektrisk univers
Forklaring af subtil energi

Det her er min mest opdaterede viden, som jeg har samlet til at bygge bro mellem det videnskabelige og det alternative. Hold tungen lige i munden; det er ikke noget du bliver testet i efterfølgende, men det kan være vigtig baggrundsinformation for at forstå lydhealingen med stemmegafler.

Indtil videre har der ikke rigtigt været nogen i Danmark, der har prøvet at forklare energibehandlinger mere videnskabeligt - dvs. så må jeg jo selv ud og stå frem, selvom jeg hverken er astrofysiker eller lignende. Tit når folk får behandling med lyd, ser jeg, at folk næsten får "stød" når energien kommer ind til kroppen - og spjætter lidt; det er højst mærkværdigt, men giver mening.

Elektrisk univers-teorien bryder en del med den gængse opfattelse, af vi befinder os i et fremmed og utrygt univers (der på et tidspunkt kollapser siger de) - for i stedet at minde os om den virkelige sammenhæng, hvori vi alle - stort som småt - hænger sammen og er indbyrdes forbundne.

Kodeordene er elektricitet og plasma - og handler om et voksende felt, der bliver kaldt elektrisk univers-teori.

Det handler ikke om virkelig komplicerede matematiske teorier, men helt lavpraktiske forklaringer der giver mening for almindelige mennesker omkring universets oprindelse og opbygning.

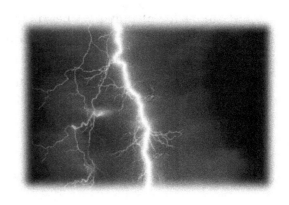

Den simple mest ligetil forklaring er oftest det, jeg selv er tiltrukket af, i stedet for komplicerede matematiske beregninger, som et almindeligt menneske ikke har mulighed for at sætte sig ind i.

Da jeg blev introduceret til *Electric Universe*-teorien, som er en anderledes kosmologi eller lære omkring universet, så åbnede mine øjne sig gevaldigt op, for nu føltes det, som om mit indre billede af universet og teori gik op i en højere enhed. I stedet for et fremmed fjendtligt univers, så kunne man nu let se og opdage, hvordan alting fra det største til det mindste er forbundet og fungerer, som mange spirituelle lærere igennem tiden har sagt (Scott, 2006).

Nu havde jeg bare en simpel og ligetil måde at forklare det - hvordan alting er forbundet fra det største til det mindste igennem plasma. Plasma, som er en form for ioniseret gas, der bliver kaldt den fjerde tilstandsform, som vi faktisk kan observere i neonlys og nordlys synligt, når det er tilstrækkeligt ladet.

I stedet for at universet består mest af mørkt materiale (dark matter) og farlige sorte huller, som er fremmed for os, virker tilfældigt og kaotisk, så er hele universet forbundet igennem plasma og elektricitet. Hvad vi kan bevise, der gælder på jorden omkring elektricitet og plasma på en lille skala, kan observeres på en stor skala i universet, fordi det er skalerbart.

Vi befinder os i ét stort forbundet netværk af elektricitet, og du er på samme måde som universet elektromagnetisk. Vi kan så tænke på, hvad der lader os op, og hvad der dræner os på en helt anden måde. Som et batteri kan vi gå ud i naturen og lade os op af solen og jorden på en simpel og helt gratis måde. Hvorfor gemme os væk fra det, som vi er skabt til?

Solen er et godt eksempel på plasma, der fungerer som en slags elektrisk dynamo, som bliver opladet og forbundet via galaktiske 'Birkeland'-strømninger til universet via gigantiske strøm"ledninger" som perler på en snor. Andre eksempler her på jorden er lyn, neonskilte og plasma-tv. Det bliver endda også brugt som svejsningsredskab i industrien (Findlay, 2013).

Egenskaberne ved plasma er, at den spontant skaber strenge og strømninger i rummet, som vi kan se her på jorden som nordlys. Plasmaen former celler skabt ved forskellige spændinger, temperaturer, tæthed og kemiske egenskaber og adskiller disse celler med en hinde af to lag. Dette beskytter cellen mod dens miljø.

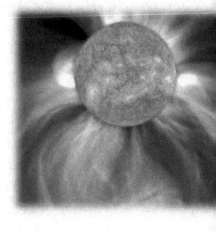

Plasma findes i tre udgaver - en mørk tilstand som ikke normalt udstråler lys, én hvor den udstråler lys, og én hvor den har et meget skarpt og svejsende lys. Jo stærkere strømning af elektricitet, jo mere lysfyldt er plasmaen. Det er kort sagt et spektrum, som virker adskilt, men er én og samme ting med forskellig spænding.

Plasmaen skaber en torus-figur eller æbleform, som vi kan genkende fra jordens magnetfelt, der går ind omkring nord- og sydpolen – det samme gælder for det menneskelige energifelt og helt ned til det mindste atom. Man kan se dette uendelighedstegn af et liggende ottetal i numerologien også, som den bagvedliggende kode for det fysiske univers. Alt er forbundet via elektrisk univers-teorien på tværs af tid og afstand og fungerer som en helhed - tilstede alle steder i universet på én gang. Ligesom når man i gamle dage snakkede om at "gå i æteren" på radioen.

Der har i Norden været en del videnskabsmænd, som har bidraget til denne viden – blandt andet vores danske Niels Bohr, men også svenske Hannes Alfven der var elektroingeniør, plasmafysiker og modtager af Nobelprisen i fysik i 1970, samt norske Kristian Birkeland, professor i fysik, som lavede feltstudier, der afslørede nordlysets elektriske hemmeligheder (Scott, 2006).

At gennemgå hele "Electric Universe"-teorien er uden for denne bogs omfang, men jeg kan anbefale bogen "The Electric Sky" af Donald Scott. Som altid, tjek hellere selv hvad der er sandt for dig.

Elektrisk sundhed

Hvad er elektrisk sundhed? Og hvordan kan du lave simple forandringer for at forbedre dit eget elektriske helbred hver evig eneste dag – startende nu?

Vores sind kan arbejde med - eller imod os. Når vi håndterer den daglige stress og tilstanden af vores indre "batteri", så er det vigtigt at være opmærksom på det svage magnetiske felt af energi og information som omgiver og gennemtrænger den menneskelige krop. Biofeltet bliver dette elektromagnetiske system af din krop kaldt.

Hvis du anser dig selv som ét stort menneskeligt batteri, så kan du tænke i retning af – "hvad dræner mit batteri" og gøre mindre af det og "hvad oplader mit indre batteri" og gøre mere af det.

Det kunne være - hvilken mad vil lade mit indre batteri mest op? Kagen eller guleroden? Hvilke mennesker, jeg omgiver mig med, lader mig op? Er jeg mest opladet, når jeg bruger tid indenfor eller udenfor i naturen?

Det handler ikke om at købe sig fattig i kosttilskud, særlige produkter og gadgets, men om at bruge vores sind, følelser og vibration til at skabe indre elektrisk balance.

Én af de følelser, som kan stresse os mest, er frygt, og følelsen kan tit findes i den største masse i din krop, nemlig knoglerne.

Vores knogler har en krystallinsk struktur og skaber en mild form for elektricitet, når du f.eks. hopper op og ned. Når du bliver bange næste gang, så læg mærke til, hvad der sker inde i dine knogler? Hvis du vil have stærkest mulige knogler, så gælder det om at få beroliget frygten og groundet følelsen.

De fleste af os ved, at vores hjerte fungerer elektrisk. Hvis dit hjertes elektricitet er ude af balance, så får vi en pacemaker indopereret, som regulerer den elektriske aktivitet af hjertet. Vi ved også, at vores hjerne er elektrisk, og dets elektriske aktivitet kan måles med en EEG (ElektroEncephaloGrafi). Blodet i kroppen har også elektriske kvaliteter og bærer en elektrisk ladning, men lad os se på det store billede.

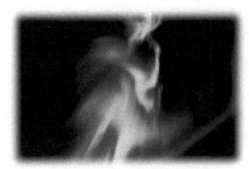

Hele vores krop kører på elektricitet - alle celler i vores krop har behov for elektricitet for at fungere - selv vores knogler, som nævnt ovenfor, er elektriske.

Hvad er forskellen mellem én som er levende eller død? Vi taler om, at lyset er gået ud, og i dette elektriske system, som vi har i vores krop, får lyset vores hjerte til at slå, vores hjerne til at køre, og al den cellekommunikation der sker, fungerer pga. lyset. Mange af os, med en konventionel uddannelse i sundhed, er blevet indoktrineret til at se kroppen kemisk og mekanisk og overser den elektriske del, som er kilde til energi for kroppen. Vi er dybest set et batteri.

For at opnå et godt helbred, er det virkelig vigtigt, at vi arbejder med dette elektriske system – elektriciteten løber ikke kun igennem vores krop, men også i det svage magnetiske felt, som omgiver kroppen. Dette energifelt omkring kroppen har en bestemt opbygning og anatomi af minder fra vores liv. Det indeholder alle minder fra hele vores liv, alle vores følelser, historier omkring os selv, overbevisninger osv. i stående bølger. Det er hele vejen omkring os.

Det er vores personlige lagerplads i "skyen" eller "cloud" som man kalder det, en slags Dropbox gemt i klart sigte. Det er det terræn omkring kroppen, som vi arbejder med i lydhealing. Hele idéen med denne form for lydhealing er at få dit elektriske system til at være sundt, og derefter følger kroppen automatisk.

Når vi får støjen og modstanden ud af det elektriske flow, så stopper vi med at have områder med inflammation skabt af stressen fra støjen, trafikpropperne og områder som ikke rigtig er "tændt". Vi lever i kernen af hvem vi er, i stedet for at give energi til alle disse smertefulde minder og historier, som Eckhart Tolle kalder smertekroppen.

Der kan ligge oplevelser som vores forfædre gennemgik, der skaber støj og modstand i vores elektriske signal, men den gode nyhed er, at vi kan tone det ud med lyden og omskrive vores indre musik. Vi kan gå fra klagesang til skønsang, så dna'en, vi har nedarvet, bliver uden støj og modstand. Vi kan opleve, at vi har mere energi, sover bedre, er mere spontane og legende i vores tilgang til livet.

Jeg ved ikke med dig, men jeg har været igennem mange forskellige konventionelle og alternative selvhjælpsbøger, kurser og sunde måder at leve på, men det, som i særdeleshed har hjulpet, var at ændre min tankegang til at tænke elektrisk i forhold til hvad jeg indtog, og hvordan jeg levede.

Det, du vil lære her i bogen, er, hvordan du kan benytte det til dit liv og krop, så vi kan begynde at løse de problemer, som vi ikke tidligere har været i stand til.

Lyden åbner plads op mellem molekylerne – hvis du f.eks. har nyresten, kan du få noget som hedder en Lithotripsy, hvor de sender lydbølger ind mod nyrestenene for at bryde dem op. Når lydbølgen rammer nyrestenene, får det dem til at gå i små stykker, og de kan derefter passere ud af kroppen. Lyden skaber det rum og plads, som vi ønsker at opleve, fordi det øger flowet. Hver eneste gang der er konstriktion, bliver vores flow hæmmet.

Hvem ved egentlig hvordan lydhealingen fungerer på afstand og i tid?

Nok ikke rigtig nogen, men det virker – på samme måde som en sang eller et stykke musik kan skabe noget, som du bliver rørt af årevis efter, det er blevet optaget. Behøvede du at være tilstede, da musikken blev optaget, for at det kunne bevæge dig? Nej, slet ikke. Den energi, som var tilstede i det øjeblik, det blev optaget, kan du mærke på tværs af tid og sted.

Når jeg har lavet lydhealing på afstand, vil mange beskrive det som - "Wow, jeg følte det som om du talte lige til mig", "Jeg havde et kæmpe gennembrud", "dette virker virkelig", "jeg mærkede energien så tydeligt lige inden du nævnte det".

Vi tænker ikke over, hvordan vi kommunikerer via vores mobiltelefon eller nettet, vi overtænker det ikke eller overkomplicerer det. Det virker, men tag ikke mit ord for det – opdag det selv og lad være med at overtænke eller overkomplicere det. Det er så simpelt, at vi gør det svært.

Kapitel 4

Teknik til brug af stemmegafler

Hvordan bruger du stemmegaflerne?

Der findes flere hundrede teknikker, men grundlæggende kan det koges ned til to varianter i dette system.

Stemmegafler med vægt bruges hovedsageligt på kroppen, som beskrevet længere nede - og stemmegafler uden vægt, der bruges i energifeltet.

Teknik - hvordan du bruger stemmegafler uden vægt (der laver lyd) inkl. illustrationer

1. Hold pucken som en frisbee.

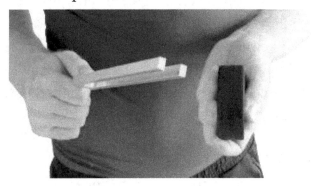

2. Hold på håndtaget og ikke de to ender, så du ikke stopper lyden.

3. Aktivér ved at slå stemmegaflen på kanten af pucken, eller et hurtigt svirp.

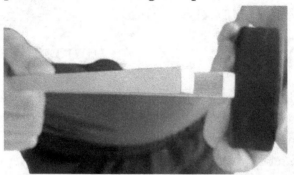

4. Aktiver energicentret under fødderne kaldet jordstjerne-chakraet (ca. 30 cm under dem og vent til du får en klartone, så der er jordforbindelse).

5. Brug stemmegaflen uden vægt til at bevæge dig indad mod kroppen ved at "børste" energifeltet - start 1,5-2 meter ude fra kroppen. Det fungerer lidt henad vinkelpinde, som bruges til at finde jordstråling, hvor du finder områder af ubalance. Hold stemmegaflen på stederne af modstand indtil de opløses.

6. Bevæg dig langsomt indad med et let pres, mens du mærker efter modstand og forandringer i toneleje – du tager støj og fastfrosne energier og glatter det ud med lyden.

7. Sørg for at stemmegaflen bliver holdt vinkelret til gulvet som vist.

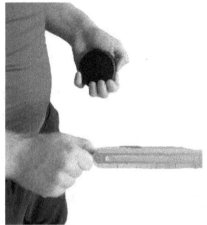

8. Inden hver aktivering med pucken, så stop stemmegaflen ved at røre de to ender, så du ikke producerer flere overtoner.

9. Når du når ca. 10 cm fra kroppen, vil du som regel møde en tyk modstand - bevæg den energi du finder indad til kroppen og "aflever" den i energicentrene/chakraer. Når du har løftet energien ind til centrum, så løft ganske langsomt stemmegaflen op mod loftet, så højt som du kan nå og skab en slags søjle over energicentrene, der forbinder chakraet til det yderste af energifeltet. Fortsæt indtil du får en klartone. Afslut med ottetal over kroppen.

Teknik - hvordan du bruger stemmegafler med vægt (uden lyd) inkl. illustrationer

1. Aktiver stemmegaflerne med vægt ved enten at give dem et let 'bank' mod enten din hofte, hælen, håndroden eller siden af pucken. Du kan også bruge siderne af dine knæ. Men husk, kun ganske let 'bank' er nødvendig for at aktivere dem. Håndroden er min personlige favorit. Sørg for at du kun holder på håndtaget og ikke de to ender.

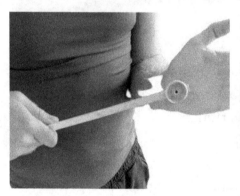 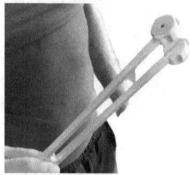

2. Du kan bruge stemmegaflerne uden vægt enten i energifeltet, hvis du er et sted, hvor lyden vil forstyrre, eller på selve kroppen.

3. Stemmegaflerne med vægt er især gode på selve kroppen, hvor der er fysiske spændinger. Sæt dem på det ømme eller anspændte sted på kroppen og benyt et solidt pres (efter at have aktiveret dem).

4. Du kan bruge én eller to stemmegafler ad gangen. Hvis du har to stemmegafler med vægt, kan du trykke dem ned samtidig på et triggerpunkt og løsne op hurtigt for spændinger.

5. I energifeltet eller i kroppen kan du forstærke og bryde igennem fastlåst energi hurtigere, hvis du sætter stemmegaflerne med vægt på en krystal. Du kan vælge hvilken som helst krystal, du er tiltrukket af og vil nok hurtigt finde din favorit.

6. En anden god idé til stemmegaflerne med vægt er i ansigtet, hvor du kan opleve bedre blodgennemstrømning, mindre væske og mindre muskelspænding.

Ganske enkelt, glid stemmegaflerne over huden indtil du når punkter, hvor stemmegaflerne stopper sit glid. Lad den blive dér indtil lyden stopper fuldt ud, og tag så en dyb vejrtrækning ind. Dette forløser spændinger i hele din krop. Hvis du gør dette 5 minutter om dagen, så vil du blive overrasket over dine resultater!

Tag gerne billede før og efter for at følge med i dine resultater.

Andre anvendelsesmuligheder

Akupressur: Aktivér stemmegaflen med vægt og placer enden af den på akupunkturpunktet – pres med et godt fast tryk ned i mindst 20 sekunder, men gerne indtil stemmegaflen stopper med at vibrere. Gør det mindst to fulde gange på samme sted.

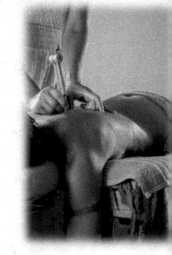

Du kan bruge bare én enkelt stemmegaffel eller to på samme sted på én gang. Gå igennem så mange punkter, som du føler indtil du er færdig. Du kan også skifte mellem to frekvenser såsom 54.81 Hz og 62.64 Hz på punktet.

Binyrerytme-genstart: Det, som fik mig ind på lydhealing, var min egen oplevelse af en genstart af binyrernes rytme, som på ret magisk vis ændrede mit energiniveau.

Binyretræthed er en af de største udfordringer for mange mennesker pga. den moderne livsstil af stress. Når vores binyrers rytme er ude af balance, er vi trætte, men samtidig ikke i stand til at slappe af. Selvom kosttilskud kan være gavnlige, så ændrer de ikke på den basale binyrerytme.

Binyrerne er meget elektriske og har et energifelt, som vil dukke op omkring solar plexus-chakraet ca. en armslængde ud fra kroppen. Tag stemmegaflen uden vægt og bevæg dig fra det punkt langsomt indad mod kroppen, mens du holder fokus på binyrerne. Du tillader med lyden binyrerne at finde tilbage til deres oprindelige rytme. Gør dette på begge sider og vær opmærksom på, at dette kan give et par dage med ekstra træthed indtil den nye rytme er genstartet.

Rygsøjle-healing: Brug to stemmegafler med vægt og sæt dem på hver side af rygsøjlen, mens du langsomt bevæger dig op langs hver ryghvirvel. Start ved L5 (femte lændehvirvel). Denne teknik er særdeles god til rygproblemer. Bemærk at denne teknik selvfølgelig ikke skal bruges på knogler, som er brækket.

Forskellige toner og følelser

At lære at bruge stemmegaflerne til at aflæse følelser kan være svært i begyndelsen, da energien er både subtil og usynlig for de fleste af os. De fleste vil imidlertid meget hurtigt støde på modstand og skarpe toner i energifeltet og vil kunne fornemme hvordan den energi kan rykkes ind til centrum vha. stemmegaflerne.

Da energifeltet er arrangeret som årringene på et træ, vil du relativt hurtigt med træning kunne aflæse perioder i livet, hvor der sidder fastlåste følelser og traumer. Vores intention og fokus er altafgørende, når du laver lydhealing og hvis dem, du behandler, holder samme intention, vil dette arbejde virke bedre.

En åben tone lyder som én der synger med åben mund, klar og ren. En lukket tone lyder som en lukket mund, der synger en tone, som vil være dæmpet, mindsket og ikke rigtig lyder ordentlig.

Hvis det er første gang, du skal bruge stemmegaflerne, så kan du, hvis du er nervøs eller i tvivl om dine evner, skabe en lukket tone, men efter kort tid vil den åbne op. Hvis du ikke er auditiv, så kan du måske mærke vibrationen i stemmegaflen i stedet for eller se energien i bølger.

De fleste af os behøver ikke få fortalt, at vi hører en sørgelig sang – på samme måde vil du opdage, at lydene hurtigt fortæller dig, hvilken følelse der bæres på. Jo mindre du overtænker og overkomplicerer det, jo bedre.

Der kan være forskellige lag som i et løg, når vi laver lydhealing. Når du har fjernet ét lag, kan der senere dukke nye og dybere lag op. Healing af mange års undertrykte og ufordøjede følelser kan tage mere end én session, selvom det bestemt er muligt at få healet alt første gang (at første gang også er sidste gang, det er nødvendigt at arbejde med noget).

Gamle overbevisninger vil skabe fastlåste lommer af energi, der kan kræve, at du er længere tid på samme sted. Overbevisningerne er typisk skabt, når vi er 6 år eller yngre, hvor vi er meget modtagelige for andres overbevisninger, og når vi afdækker hvad overbevisningen er, så forsvinder den hurtigere. Bring gerne "modgiften" ind, hvilket er det modsatte af overbevisningen. Når vi når omkring 6-årsalderen, vil vi ofte gå fra at vende skylden indad og begynde at tage stilling til, hvorvidt vi vil tage andres overbevisninger på os.

I vores kultur er der meget pres på at være og føle os på en bestemt måde. Vi skal have overskud, være glade hele tiden, altid snaksaglige og i stand til at bage kager i verdensklasse til børnehaven. Når vi tager det pres af, så tillader vi alle følelser at være der og vil faktisk have mere overskud, glæde og tid til den ting, vi prøvede at presse igennem tidligere. Tag presset af dig selv - livet er op og ned - og det eneste sted, vi finder rigtig fred, er i den sande kilde og centrum af dig selv, som er totalt upåvirket af det hele.

Hvordan foregår behandlingen bedst?

Sørg for altid at skabe jordforbindelse selv, f.eks. ved at holde fokus på fødderne og forestille dig at du danner rødder til jordens kerne. Lav gerne en meditation inden du behandler for at sikre dig, at du er i en rolig og balanceret tilstand, hvor din personlighed er trådt til side for at være fuldt tilstede i det nuværende øjeblik.

Det optimale, når du skal lave lydhealing med stemmegafler uden vægt, er på en briks med plads et par meter til alle sider, så du kan komme rundt til hele energifeltet omkring kroppen.

Jeg foreslår en briks simpelthen af ergonomiske årsager, så du ikke skal lave arbejdet foroverbøjet i en ubehagelig stilling over en seng f.eks. Men du kan lave behandlingen hvor som helst praktisk talt, også hvor du har vedkommende liggende på en madras, gulvet, seng, siddende i en stol osv., i det tilfælde, at du ikke har en briks tilgængelig.

Hvis du bruger stemmegafler med vægt (på skuldrene?), så kan det faktisk være bedst at have vedkommende siddende i en stol, når du lægger pres mod kroppen. Hvis du f.eks. er på messe, kan du også bruge stemmegaflerne med vægt til en hel session i energifeltet, da det så ikke vil forstyrre og larme.

God vejrtrækning, både af dig som behandler og dem du hjælper, er essentielt – husk, at du kan gå i ugevis uden mad, dagevis uden væske, men kun få minutter uden at trække vejret.

Grunden til dette er, at ilt faktisk leverer elektroner til din krop. Iltmolekylet har fire frie elektroner som binder til jernet i hæmoglobinet i dit blod og leder det ud til cellerne, hvor det bliver afleveret. Denne elektriske spænding er vigtig for at have så meget elektricitet i vores indre batteri, og derfor er det så vigtigt, at vi befrier vores vejrtrækning.

Der er en tendens blandt mange mennesker, når man laver dette arbejde, at de holder vejret inkl. dem, der behandler. Hvor end der er traumatiske eller udfordrende oplevelser, har vi en tendens til at holde vejret og specielt i den øverste del af kroppen.

Hvad jeg anbefaler er, at du tillader dig selv at trække vejret ned i maven og puster ud, hvor du forestiller dig, at energien går ned igennem dit haleben ned til jorden. Du kan gøre det med lyd, hvor du trækker vejret ind igennem næsen og ud igennem munden, da det får nervesystemet, specifikt vagusnerven, til at falde til ro.

Sørg for at rense dig selv efter en behandling - enten ved at tage bad, gå en tur i naturen eller meditere, hvor du beder om at al energi, du har påtaget dig, som ikke er din, bliver sluppet.

Med tiden og træning kan man lære at gøre dette arbejde som fjernhealing, hvor man bruger en figur eller et billede som repræsentant for energifeltet, som man skal arbejde med.

Vores intention og sind er så kraftfuldt, at tid og afstand ikke vil betyde noget – det var noget som jeg selv har været i tvivl om, men efter mange års erfaring, har jeg fået bevis for dette igen og igen og fundet den teoretiske begrundelse i Electric Universe-teorien.

Husk altid at bede om tilladelse til behandling, så du etisk og moralsk ikke kommer til at træde over andres grænser og modvirker deres frie vilje. Det er langt kærligere at hjælpe, når du bliver spurgt om det i stedet for at presse din vilje ned over andre.

Hvordan bliver du dygtigst?

Ganske simpelt, så handler dette ikke om at have et særligt talent for at kunne høre, føle eller se energi. Det handler ganske enkelt om nysgerrighed og vedholdenhed. Jo mere du øver dig og er neutral omkring udfaldet, jo dygtigere vil du blive.

Når du har en intention om at hjælpe andre, vil du opleve, at du også selv får hjælp, og at du vil blive blidt guidet af din intuition til at arbejde de rigtige steder. Uanset hvor mærkeligt de ting, som du får ind, virker eller lyder, så bare gør det.

Jeg har tit måtte spørge mine lydhealingsklienter om mærkelige spørgsmål, der har vist sig at give mening for dem, som jeg aldrig selv logisk ville kunne regne ud.

KAPITEL 5

ENERGIFELTET – DE 7 CHAKRAER

Energifeltet – de 7 chakraer og primære energicentre

Eckhart Tolle har navngivet et begreb, som han kalder smertekroppen. Ifølge Eckhart Tolle bærer vi alle rundt på en indre smertekrop, som består af alle de smertefulde oplevelser, traumer og følelser, vi har oplevet i livet. Det er den smertekrop, som vi især behandler med lydhealing.

På de næste sider får du en let oversigt og beskrivelse af, hvor de forskellige følelser, minder og overbevisninger er lokaliseret - både i forhold til chakraer, hvorvidt det er i den maskuline eller feminine side af kroppen samt hvilke blokeringer, der kan ligge på henholdsvis forsiden eller bagsiden.

Jeg vil prøve at give dig så mange af de indsigter, som jeg har samlet sammen gennem årene, så du får en lettere start, end jeg selv var igennem og skulle samle og opdage al denne information.

Måske vil du mærke, at frygt ikke er beskrevet i chakraerne, men det skyldes at frygt er mere flygtig og kan være overalt i kroppens energifelt/smertekrop.

Smertekroppen får næring af, når vi enten kæmper, flygter eller fryser fast med vores følelser – kort sagt - har modstand mod dem og ikke får givet slip.

Smertekroppen får næring fra især de oplevelser, vi har sat mærkat på som negative. Hvis du f.eks. reagerer med vrede, er oppe at skændes eller fortæller dig selv negative historier om for- og fremtiden.

Selvom mange fortæller efter en lydhealing-session, at det nærmest har svaret til mange psykologtimer, så kan lydhealing ikke erstatte professionel psykolog- og lægehjælp, men være et godt supplement til at styrke sit helbred på en naturlig måde uden bivirkninger. Hvis du har vedholdende symptomer i kroppen, så søg altid professionel lægehjælp.

Ud over de 7 primære energicentre, som på sanskrit bliver kaldt chakraer (hjul der spinner rundt), findes der to vigtige energikanaler, som vi altid åbner i lydhealing. De to kanaler bliver kaldt jordstjerne- og solstjerne-chakraerne

Hvad er jordstjerne- og solstjerne-chakraerne - hvordan kan de hjælpe dig?

Der findes to essentielle energicentre lidt uden for vores krop, der kan lade os op med energi hver dag. De er nemme at forbinde sig med hver dag på en helt naturlig og gratis måde, hvis du trænger til mere energi og overskud, da de fungerer lidt som et menneskeligt batteri. Du kan nemlig aktivere dem alene ved at gå på bare fødder udenfor på græsset og få sol på toppen af hovedet.

Jordstjerne-chakraet

Jordstjerne-chakraet svarer til minus på batteriet - det giver os jordforbindelse og grounding – oftest forbindes det med en rød farve.

Med jordstjerne-chakraet er det vigtigt at huske: Hvis du vil gå højere, er du nødt til at gå dybere, kort sagt!

Jordstjerne-chakraet udgør fundamentet for din spirituelle udvikling, vores hjem og tryghed her på jorden.

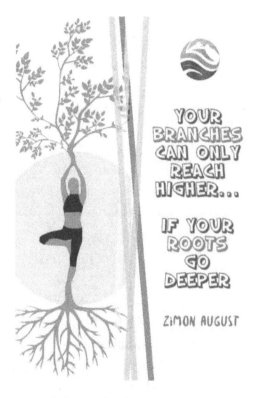

Det er altid det første område, som jeg aktiverer i mine lydhealinger, så al overskydende energi har et sted at gå hen - en slags energetisk afløbsrør. Når vi støder på intensive steder i energifeltet, der bliver aktiveret af lyden, så kan en dyb vejrtrækning - med fokus på at sende energien ned til dette center - hjælpe.

Her ligger ofte dybe underbevidste mønstre forbundet med vores rodchakra, hvor vi siger ét og så ender med at gøre noget andet, fordi vores underbevidsthed er så kraftfuld.

Når de underbevidste lag kommer op for at blive healet, så kan det skabe en del ubehag og modstand i krop og sind, som vi vil forsøge at distrahere os selv med vha. mad, sex, arbejde, shopping osv. Vi oplever sårbarheden, som vi løb fra.

Lydhealingen går dybt ind og får hurtigt lokaliseret fastlåste følelser og tanker (energi vi giver et navn, som enten positiv eller negativ), så de kan blive reflekteret tilbage til kroppen og dermed kan igangsætte selvhealing.

Solstjerne-chakraet

Solstjerne-chakraet svarer til plus på vores menneskelige batteri-analogi – som vi har forbindelse til vores intuition igennem samt den positive energi fra solens elektriske kraft. Derudover fortæller den om, hvor meget vi har tillid til det højere selv i os, og hvorvidt vi lader os føre på afveje i tankestorme.

En del med traumer i bagagen har ofte en tendens til at forsvinde ud af kroppen og blive fanget i det spirituelle uden at have jordforbindelsen, hvor tingene bliver manifesteret og skabt.

Solstjerne-chakraet bliver tit set som en hvid/lys energi.

Når de to energicentre er i balance, danner de en beskyttende boble af energi, der går igennem som en spiral omkring hinanden igennem kroppens centrale kanal, som man også arbejder med i akupunkturen.

Du kan også se eksempler på det i Merkurstaven/Caduceus med de to slanger, der snor sig omkring staven, som du kender fra lægekunsten.

Det findes faktisk også som symbol, hvis du besøger en gammel barberforretning. Her vil du udenfor se et symbol med det hvide, røde og blå der snor sig omkring hinanden.

Energifelt Kort

Lyd Healing Akademiet 2020
V. Zimon August

● **Krone chakra:**
Forhold med universet og tid

● **Tredje øje chakra:**
Intution og mentale processer

Solstjerne chakra

Tænke på fortiden ofte

Bekymring omkring fremtiden

Snakke, men bliver ikke hørt

Det, vi ikke får sagt eller udtrykt

Sige ja, når man mener nej, omsorgsperson, hjælperprofil

Led af det, Sorg, tab, depression

Forhold til far og undertrykt vrede

Forhold til mor og magtesløshed

Mor ← Kanten af binyrernes energifelt

Skyld og skam, indre kritiker

Frustration og skuffelser

Travlhed, overtænkning og overhandling

Ting vi vil gøre, have eller være, umødte behov

Udfordringer med at handle
Forvirring, forhindringer

Udfordringer med tilknytninger og og give slip når det er passende

Eksempler på alder
60   45   30   15   0

Næste skridt, hvor er vi på vej hen og hvordan vi har det med det

Kørt fast, fastlåst, lyst til at rykke væk fra stresskilde, men kan ikke

Jord stjerne chakra

● **Hals chakra:**
Kommunikation, inspiration og sandhed

● **Sakral chakra:**
Seksualitet, kreativitet, intime forhold, penge & selvværd

● **Hjerte chakra:**
Give og modtage kærlighed

● **Solar Plexus chakra:**
Selvtillid, målsætning og opnå mål

● **Rod chakra:**
Generelle energi niveau, følelse af tryghed, hjem og tilhøre fællesskab

Energifelt Kort Bagside af kroppen
Evne til at modtage

Krone chakra: Samme som forside

Tredje øje chakra: Ting i baghovedet

Højre side
Maskulin

Solstjerne chakra

Venstre side
Feminin

Ikke blive hørt

Ting usagt

Vred over ikke at blive hørt

Sorg uudtrykt

Holde aggressive handlinger tilbage

Forsvare sig mod andres negative energi

Sorg/vrede over manglende støtte fra far

Sorg/vrede over manglende støtte fra mor

Overhandling og overtækning

Frustration over ingen handling

Blokeret i at rykke fremad

Holdt tilbage

Usikkerhed, tvivl om næste skridt

Kørt fast, fastlåst i giftig situation

Jord stjerne chakra

Hals chakra: Kunstnerisk inspiration, kanalisering

Sakral chakra: Modtage penge, nydelse og intimitet

Hjerte chakra: Kærlighed vi modtager fra andre

Solar Plexus chakra: Støtte fra os selv og andre

Rod chakra: Hjem, familie og sikkerhed

Lyd Healing Akademiet 2020
V. Zimon August

De 7 chakraers følelsesmæssige blokeringer - oversigt og beskrivelse

Inden vi starter så husk - jeg er ikke læge, selvom jeg har arbejdet mange år med krop og sind og er uddannet fysioterapeut. Dette er mine observationer med at arbejde og behandle med lyden skabt af stemmegafler i energifeltet og på kroppen – der er mange andre diagnoser og udfordringer, der ikke er nævnt her – men eksperimentér dig frem; lyden vil kunne hjælpe til at berolige stresset energi og kroppen med at udtrykke og slippe traumerne selv.

Arbejdet er dog ikke en erstatning for professionel lægefaglig hjælp, men et supplement til hjælp for forståelse af, hvad der kan afhjælpe éns følelsesmæssige forstoppelse.

Krone-chakra

I dette center finder man ingen følelser, men det fortæller os meget om vores forhold til det universelle og åndelige, naturen samt forholdet til tid. Så hvis du f.eks. er tidsoptimist og har udfordringer med at være i rette tid til aftaler, vil du formentlig have udfordringer med dette energicenter.

Relaterer til: Hjernen, forholdet til tid og det guddommelige

Hjælper til: Højere tænkning såsom matematik, rumlig intelligens og musik

Farve: Hvid

Når energien er lav her, har vi svært ved at fokusere og føler os overvældet af livet, hvilket kan skyldes, at vi har brugt for meget tid indendørs, specielt i rum med lysstofrør som lyskilde.

Når energien er balanceret, oplever vi at have en følelse af, at vi har det rette forhold med tid og det guddommelige, ofte hjulpet på vej af at vi har brugt en del tid udendørs. Vi oplever det som om, at vi har al den tid i verden, vi har behov for og har tillid til universets indbyggede harmoni og perfektion - ganske enkelt ved at være fuldt tilstede i det nuværende øjeblik.

Krone-chakraet er kendetegnende ved at have en harmoniserende og balancerende funktion på alle dele af kroppen og energifeltet, så du kan altid holde dit fokus på toppen af hovedet i en meditation - for at lade den energi sprede sig igennem kroppen.

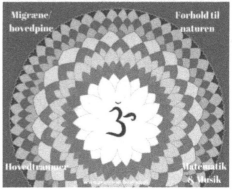

LYD HEALING AF KRONE CHAKRA
FORHOLD TIL TID OG SPIRITUELLE

Der kan findes hovedtraumer og hjernerystelser i dette område, som skaber en skarp tone eller støj i signalet.

Derudover skaber lysstofrør en rodet energi i dette område. Jo mere vi kommer ud i naturen, jo bedre vil krone-chakraet fungere.

Tredje øje-chakra

Følelserne og tankerne af bekymring, fortrydelse, usikkerhed og tvivl vil typisk dukke op i dette energicenter. Når disse følelser og tanker falder til ro og ikke sidder fast i et usundt mønster, så er det lettere at afgøre, hvad du i virkeligheden ønsker.

Når det er ubalanceret, er der et tankespind i dette chakra, som enten tager én tilbage til fortiden eller ud i fremtiden, i stedet for at være tilstede i dette øjeblik - her og nu.

> **Relaterer til:** Pinealkirtlen og hjernen
>
> **Hjælper til:** Mentalt fokus og klarhed, stærk intuition.
>
> **Farve:** Violet/lilla

Oftest kører vi i de samme tankemæssige cirkler, som kan være svære mønstre at bryde. Med lydhealingen kan vi omprogrammere gamle og negative programmeringer i vores nervesystem.

Den venstre side af tredje øje-chakra handler om bekymring for fremtiden - et hjul af bekymring som kører stærkt, når du tænker på hvordan: du skal betale dine regninger, hvad du vil sige og hvordan, hvordan du håndterer konen/manden, familien og jobbet osv. Disse tanker vil have en tendens til at skabe en del spænding og angst for fremtiden omkring mulige udfald i fremtiden.

Den højre side af tredje øje-chakraet handler om tanker om fortiden; det kan både være skyld og skamprægede tanker med fortrydelse over handlinger i fortiden, men også refleksion om de gode gamle dage. Hvis der er bestemte øjeblikke i éns liv, som man gentagne gange vender tilbage til, så vil dette område være støjende.

Posttraumatisk Stress Syndrom (PTSD) er noget, der opstår efter traumatiske oplevelser i fortiden, såsom krig, trussel, seksuelle overgreb og andre fysiske og mentale traumer. Der vil oftest dukke en tyk og tung energi op i dette område, hvis dette er tilfældet - og kan være på begge sider af hovedet. Det kan føles som at være i et hus, hvor lysene er tændt i alle rummene, og der er derved intet overskud til nye inputs. Lyden kan gå ind og slukke nogle af de lys, skrue ned for baggrundsstøjen og sikre at man kan fungere mere normalt.

Hjernerystelser er et andet vigtigt emne at tage op, som dukker op i både krone-chakra og tredje øje-chakraet. Man kan ikke arbejde på nylige hjernerystelser, men dem som er ældre end ét år. Man kan igennem tidslinjen finde traumer og få beroliget dette mønster med lyden.

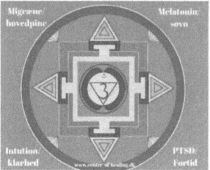

Når vi har balance i dette center, vil vi være mere åbne for at se energimæssige mønstre via vores pinealkirtel, vi vil sove bedre og roligere, og vores øjne vil som regel også være klarere, når vi ikke spænder i baghovedet. Ting, som ligger i vores baghoved, der kan støje, bliver ryddet ud, så vi får løst gamle projekter og sluttet enderne.

Hvis du er én af de mennesker, der falder ned i en eftermiddagsdøs ved 14-15-16-tiden, kan jeg næsten med garanti fortælle dig, at du tænker for meget og har behov for at være tilstede og hvile i det nuværende øjeblik, for det er her, du kan køre længst på literen.

Der er en slags kvindelig hamster på højre side af hovedet, som løber baglæns. Hun styrer den venstre side af kroppen og ser tilbage på fortiden sådan her: "det skulle jeg ikke have gjort" eller "jeg kan ikke fatte, at jeg sagde det" og "jeg ville ønske, at jeg aldrig havde taget den beslutning i mit liv". Når vi giver energi til den side af hovedet, så bliver vi ved med at vende tilbage til fortiden.

Hver eneste gang vi arbejder med lyden og noget ubehageligt dukker op til overfladen, så tillad modgiften at dukke op, så vi skaber en indre alkymi og en transformation kan ske - ganske enkelt ved at mærke os selv, anerkende det, der dukker op, få budskabet og derefter give slip på det. Der findes ikke negative følelser - vi dømmer dem ikke som gode eller dårlige, velkomne eller uvelkomne. Følelser holder os sikre og sunde, lidt ligesom striberne i midten af vejen, som sikrer os, at vi ikke kommer over i den forkerte vejbane. Vores følelser sørger på same måde for, at vi ikke kommer til at køre af sporet og skabe problemer for os selv.

Frygt er denne omvandrende følelse i kroppen og bliver tit brugt af andre til at kontrollere os, for når vi er bange, ved vi ikke hvad vi skal gøre og overlader det til en ydre autoritet at fortælle os, hvad vi skal gøre. Med dette arbejde, vil jeg lære dig hellere at stole på dig selv og din indre viden. De færreste af os stoler på vores egne sanser og intuition. Hvordan er det sket, at vi blev afskåret fra at stole på vores egne fornemmelser og sanser?

Vi har adgang til al information i os, alt er i os, fordi vi er en del af det ene lys som oplyser ikke kun vores krop, men alle kroppe og alting i hele verden. Der er en ingen adskillelse mellem lyset der tænder for dig og lyset som tænder for alle stjerner, sole og livet igennem hele universet. Vi har bare brug for at stole på det, og jo mere vi får et klart signal i hjernen, jo lettere vil det være for dig at stole på det.

Når jeg laver lydhealing, er det som at have en gammel pladeafspiller (grammofon), hvor nålen aflæser historierne fra dit liv, men vi aflæser det ikke bare med lyden - vi ændrer rent faktisk på den. Vi tager de toner, som er ude af balance og bringer dem ind i en balanceret udgave af sig selv, hvor det, som kører for hurtigt, bliver sænket og vice versa.

Alle indtrykkene fra dit liv er opbevaret - de går ikke væk. Du kan altid tænke tilbage på et minde, hvilket betyder, at energien er tilstede i dit system. Jeg kan ikke fjerne dine minder, men med lyden kan vi ændre på, hvordan din krop reagerer på de minder. Vi kan tage spændingen ud af dem - vi kan mildne dem ved at bruge stemmegaflen som en kam, der tager de indfiltrede steder ud.

Mange af os har haft ret traumatiske fødsler, som har skabt en del alarmberedskab i kroppen, og fordi det er kroppens første stressoplevelse, så har det en tendens til at skabe større stressreaktioner senere i livet. Når vi arbejder med fødslen på tidslinjen, og det dukker op i en session, vil du blive overrasket over, hvor vidtrækkende tråde det kan have til nutiden. Det kan også skabe et minde, som handler om at omvæltninger og forandringer kan være svære og potentielt farlige, når overgangen mellem at være i mors mave og blive født var så traumatisk.

Mange af vores vaner er skabt af, at vi omgiver os med vores forældre på det tidspunkt, hvor vi lærer at tale og tænke - så sporene bliver lagt meget tidligt. Hvis du var et i miljø, som var uforudsigeligt eller voldeligt endda, så vil din tænkning nok gå meget i retning af at forberede dig på en katastrofe eller undgåelse af det, f.eks. ved at tænke: "hvornår dukker far op, og vil han nu begynde at råbe af mig?" eller "hvornår vil mor gøre det, som hun nu gør" - konstant i beredskab på det næste tilfældige kaos, du kunne blive udsat for. Det er meget svært med bevidstheden at ændre på disse vaner, men med lydhealingen går vi helt ned i underbevidstheden og omprogrammerer det.

Når vi kommer ned i traumatiske oplevelser, er det vigtigt at huske, at alle følelser har en ende. Biokemisk siger man, at en følelse fra start til slut tager ca. 90 sekunder. I traumeterapi vil man anbefale, at man ryster chokket løs, og i naturen vil du se, at hvis et dyr næsten er blevet spist af en løve, men undslipper, vil det ryste.

Hvis vi kommer til traumatiske oplevelser, kan det være, at du eller dem, du behandler, får behov for at ryste - så bare tillad at ryste ben, arme og lade hele mønstret der sad fast i fysiologien af kroppen blive sluppet. At ryste det løs hjælper til at skabe et nyt mønster.

Hals-chakra

Hals-chakraet er ét af de vigtigste energicentre i kroppen, da vi skaber en stor del af vores liv ud fra de ting, vi siger og udtrykker. De mønstre af blokeringer som oftest dukker op i dette område er at tale, men uden at blive hørt - eller endda helt undlade at sige hvad man tænker, føler og mener. Når dette center er i balance, udtrykker vi os balanceret og harmonisk igennem/fra!? centrum af halsen.

Relaterer til: Skjoldbruskkirtlen, kæben, halsen, evnen til at høre og tale

Hjælper til: Bedre kommunikation, at sige éns sandhed og kreativitet

Farve: Blå

Du giver energi til din skjoldbruskkirtel, når du taler din sandhed og udtrykker dig autentisk.

Den venstre side af hals-chakraet handler oftest om det, vi ønsker at sige og udtrykke, men ikke får gjort. Når vi jævnligt ikke deler vores tanker, følelser og perspektiver og ikke står op for os selv, kan der samle sig en del fastlåst energi på venstre side af halsen. Hvis vi f.eks. ikke får lov til at udtrykke vores sorg eller får det fordøjet, kan vi med tiden få en opbygning af energier, og det gælder om hellere at få det udtrykt end at holde sammen på det.

Den højre side af hals-chakraet handler om at tale, men ikke blive hørt. Det kan være du er i forhold, hvor ingen af jer hører hinanden, mens I jævnligt er i heftige diskussioner, som ikke kommer nogen vegne, fordi vi afviser at se og anerkende hinandens perspektiver. Den slags forhold kan vi have med mange forskellige - vores børn, naboer, søskende, forældre, chef osv. Ingen lytter og ingen anerkender vores perspektiv, og vi føler os uden magt til at gøre en forskel i verden.

Når hals-chakraet er i balance, er vi stand til at udtrykke os balanceret og diplomatisk, hvor vi ikke er bange for at sige vores sandhed på en autentisk måde - uden at være bange for at blive gjort til grin eller rase ud på andre. Vores funktion af skjoldbruskkirtlen bliver bedre, når vi ikke har en energimæssig ubalance her, og vores nakke vil som oftest også bære på færre spændinger.

Bagsiden af vores hals-chakra handler om at kanalisere inspiration, så vi kan skrive og synge sange, udtrykke os med mere frihed og har forbindelse til sin intuitive vejledning.

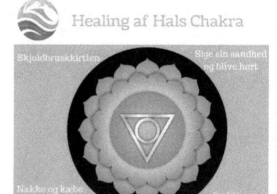

Du er...
Ja, de kraftigste ord, vi kan bruge om os selv, er faktisk : "Jeg er".

Vi skaber vores verden ud fra de ord, som vi ikke kun siger højt om os selv, men også vores indre snak. Og alt for tit er den indvendige og udvendige dialog dybt nedgørende over for os selv, f.eks.: "jeg er ikke god nok - jeg fortjener ikke overflod, kærlighed, godt helbred" osv.

Dine ord er nemlig magiske efter min erfaring.

Gennem de ord og lyde, du gentager omkring dig selv, omverdenen og andre, er du en kraftfuld skaber - uanset om de ord er negative eller positive.

Er vi meget selvkritiske og ude efter os selv konstant, vil jeg typisk observere store udfordringer med skyld/skam og fordøjelsesbesvær samt lav libido. Sådan en indre kritikker skruer ikke ligefrem op for sexlysten.

Jeg skrev bacheloropgave som fysioterapeut omkring 'fear avoidance' - altså hvordan frygten kan medføre de smerter, vi ønsker at undgå. Én af de allervigtigste ting for en succesfuld behandling er kommunikation - kommunikation kan enten heale (placebo) eller skade (nocebo) og selvfølgelig også være neutral.

Bruger du din magi på at tale ned til dig selv? - Holde dig tryllebundet i begrænsninger og gamle historier?

Alene når vi bruger ordet "kronisk" så tror vi, at det er noget, vi er dømt til at have for livet. Eller "uhelbredeligt" får vi af vide og opgiver derved alt håb om forbedring/helbredelse.

Forestil dig, at du går ind på en restaurant og tjeneren kommer og spørger dig, hvad du gerne vil have:

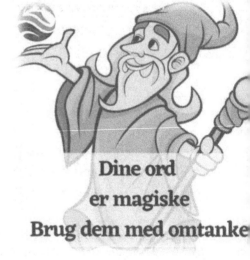

Du får dog ikke givet din bestilling og ender med at få serveret vand og brød, fordi tjeneren ikke kan se eller høre, hvad du gerne vil have.

Dine ord er magiske Brug dem med omtanke

Tjeneren er i dette tilfælde selvfølgelig repræsentant for universet og menukortet for, hvad du ønsker dig ud af livet. Men vi får ikke sagt, hvad vi gerne vil have, og hvad der er vores intention. Måske af frygt for, at vi rent faktisk får det - eller ikke får det.

De fleste venter på, at deres ydre omstændigheder ændrer sig, før de føler sig rige - i stedet for at ændre deres indre tilstand først. Vi tænker mere på, hvad vi frygter og har modstand imod i stedet for, hvad vi rent faktisk gerne vil have.

Når dit hals-chakra er stærkt, siger du: Dette er min intention og min "ordre" - dette er, hvad jeg tillader mig selv og er åben for.

Igen og igen observerer jeg fuldstændig fantastiske vidunderlige mennesker med store sjæle, som har et kæmpe menukort at vælge imellem; som træffer alle de rigtige handlinger, men som står efterladt uden de resultater, de har lagt i ovnen til - pga. noget så simpelt, at de ikke fortæller universet, hvad de egentlig gerne vil have og ændrer deres indre miljø.

Du er så værdig til alt det gode her i livet.

Du er kærlighed, og ville du som al kærlighed ikke fortjene det bedste?

Hjerte-chakra

Der sidder mange udfordrende følelser omkring hjertet og lungerne såsom sorg, følelse af tab, afsky, had, depression og mere. Det er et interessant center at gå på opdagelse i og finde modgiften i sig selv.

Kort sagt, de følelser, du har modstand mod, forbliver - eller på engelsk - "what you resist, persists". Med disse følelser er det allerbedste, du kan gøre at slippe din modstand mod disse ubehag og transformere dem til deres højere potentiale i stedet for.

Relaterer til: Hjertet og lungerne

Hjælper til: At give og modtage kærlighed, medfølelse og taknemmelighed

Farve: Grøn

Tillad dig selv at føle dine mørke, tunge og "farlige" følelser. Når du er okay med, at ubehag opstår og ved, at du kan forblive med dem, tillade dem og derved modtage deres budskab, kan du transformere dem.

Vi kan befri vores vejrtrækning ved at forløse diafragma med lydens healende egenskaber. Diafragma kan tit blive opspændt, når vi har mange følelser og vi ikke tillader dens fulde bevægelse. Når dette bliver forløst, kan din vejrtrækning blive dybere, mere langsom og ensartet, som så vil føre til øget modstandsdygtighed og immunitet.

Venstre side af hjerte-chakraet handler om sørgelige historier, gammel sorg, tab og depression – alt i den boldgade vil man kunne finde her. Hvis du har mistet en kær, et gammelt kæledyr, blevet misbrugt, ignoreret eller afsluttet et forhold, endda kvalt en gammel drøm, så kan de historier dukke op i dette område. Når vi fordøjer sorgen og frustrationen her, som ofte også stammer fra manglende støtte fra moderen i en tidlig alder, så vil vi føle os friere og lettere.

Den højre side af hjerte-chakraet handler om, hvordan vi siger ja, når vi i virkeligheden mener nej - kommer til at overhjælpe på bekostning af os selv. Hvis vi f.eks. var den ældste i søskendeflokken eller har følt os uden støtte i opvæksten, kan vi let få ideen om: "jeg er ikke værdig, så derfor kan jeg lige så godt hjælpe andre". Vi bliver til den pæne pige eller dreng, som får udfordringer med f.eks. frossen skulder eller andre skulderproblemer og smerter her.

Når vi har balance her, tager vi os også af vores egne behov og er til hjælp for andre - uden at give på bekostning af os selv. Vi er i stand til at give og modtage kærlighed.

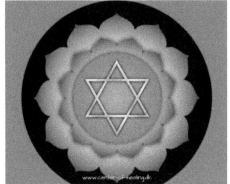

Fibromyalgi vil tit dukke op her i hjerte-chakraet som en ubalance, hvor kroppen til sidst har sagt fra pga. alle de ufordøjede følelser og afsky, som er blevet undertrykt og den stress, det skaber, når vi konstant har givet på bekostning af os selv.

Sig ja, når du mener ja, og nej, når du mener nej
Vores hjertes sandhed er blevet blokeret, hvis vi ikke har fået dækket vores behov som ganske små. Så har vi måske lært, at når vi ikke kan få dækket vores egne behov, kan vi i det mindste dække andres behov. Derved kommer vi til at sige "ja", når vi i virkeligheden mener "nej" - giver på bekostning af os selv for at passe ind i flokken. Det var i tidligere tider noget af det farligste ikke at passe ind i gruppen og have en vigtig funktion.

Jeg ser især, at folk med et udbredt hjælper-gen får store problemer med deres højre skulder, som er forbundet med hjerte-chakraet. Chakra er et gammelt indisk ord fra sanskrit, som står for hjul (Wikipedia, 2019) - et energicentrum i vores krop.

I stedet for at give fra et sted i os selv af overskud og overflod, så kommer vi til at give, hvad vi egentlig gerne vil have selv eller glemmer at stoppe op og kun give, hvad der er passende.

Men andre mennesker er jo ikke tankelæsere - hvordan skal de kende til dine behov, hvis du ikke udtrykker dem? Hvordan skal du selv kende dit hjertes sandhed? Vi kommer til at blive drænet, og udkørte, og andre mennesker tager hele armen, når vi giver dem lillefingeren. Grænserne bliver overtrådt gang på gang indvendigt og udvendigt.

Du behøver ikke klare alting alene, faktisk tværtimod. Kærligheden inkluderer også dig – fylder du alle andres kop op og glemmer din egen? Spørg dit hjerte hvad du er passioneret omkring, får tændt en indre ild af eller bare oplader dig?

Måske endda - hvad ville du gerne som barn, inden verden overbeviste dig om, at der ikke var plads eller mulighed for, at du kunne udfolde dig? Vi kan let have et ar så dybt omkring anerkendelse og accept, at vi ikke tør vise vores sande "jeg" af frygt for, at vores sande jeg vil skræmme alle andre mennesker væk. Men så kommer vi til at afvise den vigtigste person, som du kan få anerkendelse fra og folde ud i al sin flor - nemlig dig! Vi er blevet, hvad vi troede, andre ville have, vi skulle være i stedet for bare at være, hvad vi er, hvilket er fuldstændigt magisk og vidunderlig.

Vores venstre side af hjerte-chakraet fortæller typisk noget om gammel sorg, tab og depression. Specielt hvis vi har meget vrede, som vi vender indad mod os selv. Hvis du oplever store udfordringer med din venstre skulder, så tillad dig selv at gå på opdagelse i, hvor du trænger til at åbne op for kærlighedens kraft og styrke til at heale dig selv.

Generelt handler hjertet også om, hvor frit vi giver af vores talenter. Holder vi vores gaver væk fra verden? Hvad er det, vi er bange for, hvis vi stod frem i lyset og lod vores største talenter være synlige? Frygten lyver for os, når den fortæller os, at vores talenter og gaver ikke er noget værd.

En rengøring er nok om året?

Nej, selvfølgelig gør du ikke kun rent én gang om året

Krop og sind kræver jævnlig pleje og justering.

Jeg oplever også, at der nogle gange dukker en masse "nej" op her. Er du klar over, hvor mange gange vi fik ordet "nej" at vide som børn? Utallige gange! Det begynder med tiden at blive et indre nej, som benægter os alt det gode samt at tage chancer her i livet. Hvis du er forælder til et barn, vil jeg anbefale dig at finde andre og bedre måder end bare at sige nej til dit barn. Jo mere modstand, vi skaber i dem, jo mere oprør vil de lave på et tidspunkt. Der findes forskellige andre måder, hvor du kan sætte grænser uden at sige nej til dit barn.

Dermed ikke sagt, at der er noget galt med ordet nej. Jeg havde selv i lang tid den underbevidste indstilling, at et "nej" på mange måder var farligt og forbudt, så jeg havde modstand mod "nej'et". Da jeg først tillod mig at sige et kort og præcist "nej" til de ting, som trak mig væk fra min vej og erkende mine sande følelser i øjeblikket, var det en kæmpe befrielse. Så kort sagt, sig ja, når du mener ja, og nej, når du mener nej. Du behøver ikke forklare eller forsvare det.

OVERHJÆLPER DU ALTID?

Du er god til at give af et godt hjerte, og mange mennesker kommer til dig for hjælp. For det meste gør det dig glad, og du er altid parat, når nøden er størst.

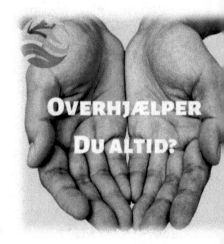

Nogle gange gør det dig dog træt og udmattet - og endda frustreret og irriteret over det. Du har en vaskeægte hjælperprofil og et hjerte af guld. Du vil alle det bedste, men kommer til at tage et falsk ansvar på dig - nærmere overansvar.

Vi kan let fare vild i rollen som hjælper og omsorgsgiver. Jeg siger ikke, at du skal stoppe med at tage dig af andre, men bare ikke blive fortabt i rollen.

For vi glemmer nogle gange, at uanset hvor godt vi gør det, så er vi ikke ansvarlige for andre menneskers liv.

Det er de selv.

Vi kan let komme til at ville kontrollere andres liv ud over vores eget, og så bliver man træt, træt, træt. Gør dit bedste for at være til hjælp for andre, men fra kærlighed og ikke falsk ansvarlighed.

Når du tillader andre at støtte dig og ikke bare selv give, så tillader du også dem at få glæden at kunne give fra kærlighed.

Solar plexus

I centrum af vores krop finder vi solar plexus, som indeholder en lang række af informationer fra forskellige organer, følelser og endda vores forhold til vores forældre. De følelser, som især kendetegner dette område, er (undertrykt) vrede, selvretfærdighed, magtesløshed og håbløshed.

Disse svære følelser har en indvirkning på fordøjelsen og den fordøjelsesmæssige "ild". Her er det vigtigt at få indsamlet de kul og gløder, der er spredt i energifeltet, fastfrosne i undertrykte følelser og samle dem i den indre "ovn" i centrum af solar plexus.

Når energien er centreret i solar plexus og dit fordøjelsessystem, så er det meget lettere at føle medfølelse, tålmodighed, vedholdenhed og udholdenhed.

Relaterer til: Milten, bugspytkirtlen, maven, nyrerne, binyrerne, leveren, galdeblæren samt forholdet til mor og far

Hjælper til: Selvværd og selvtillid, at opnå og sætte mål, at interagere med andre mennesker

Farve: Gul

Når vi er frie i dette center, befrier vi vores spontanitet, legende tilgang til livet og en let gå-med-flowet tilgang. Vi føler os centreret i vores følelser og opløftet - kan endda virke helt lysende at være omkring.

Dit sind har en vigtig rolle i forhold til at rykke energi rundt omkring kroppen, og det er især vigtigt at skifte dine overbevisninger omkring din fordøjelse – hvad du kan spise og ikke kan spise.

De hidsige og varmblodede følelser af vrede, skyld, hævn og selvretfærdighed bor især på højre side af kroppen ved solar plexus og i energifeltet ud derfra.

De våde og kolde følelser af magtesløshed og håbløshed befinder sig på den venstre side af kroppen ved solar plexus og i energifeltet ud derfra.

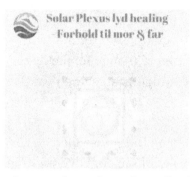

Solar Plexus lyd healing
Forhold til mor & far

Det er et utroligt komplekst center med meget information - især fordi forholdet til vores mor og far lagrer sig her.

Mange af os har haft et anstrengt forhold til én eller begge af vores forældre, og hver eneste gang vi har modstand mod én eller begge af dem, opsamler vi energi her, som bliver fastlåst.

Venstre side kan også handle om - ikke bare vores egen mor - men også stedmor, adoptivmor og hele morens forfædre, dvs. bedstemor og mødrene før hende. Når vi får styrket området omkring milten og bugspytkirtlen, vil vi ofte opleve, at vi bliver bedre til at nære os selv ordentligt og passe bedre på os selv og kroppen.

Højre side og forholdet til vores far kan være anstrengt, hvis vi f.eks. har haft en fraværende far eller en hidsig far, der dominerede familien med hård hånd. Måske følte vi, at vi skulle gå på glasskår derhjemme og lærte at have antennerne så meget ude, at vores binyrer blev udmattede og deraf lavere energiniveau. Det kan være, at vi lærte at undertrykke vores egen vrede i stedet for at finde positive måder at udtrykke den på.

Generelt, hvis der har været misbrug fra én eller begge forældre, kan der være meget fastfrossen energi i dette område. Energi bundet op i stress, som vi kunne have brugt til at sætte og opnå vores mål og leve i større harmoni.

Leveren er en af de mest interessante organer, som jeg har fået utrolig stor respekt for. Den arbejder med så mange forskellige områder af vores krop, og man mente tidligere, at leveren var centrum for sjælen.

Leveren er i kinesisk medicin generalen og forbundet med øjnene blandt andet, som vi kalder spejlet til sjælen. Leveren kan især blive svækket af vores moderne kost, kemikalier og giftstoffer i vores moderne levevis, men også følelsen af undertrykt vrede kan påvirke den, så vi begynder at spise lever-pacificerende fødevarer såsom sukker, is og fede mælkeprodukter/mad, chips samt ikke mindst drikker alkohol. Dit forhold til din far vil typisk også påvirke leveren, hvor forholdet til vores mor ligger i milten.

For at gennemgå organerne i dette område kort: på højre side har vi leveren, galdeblæren, den ene nyre og binyre. På venstre side har vi bugspytkirtlen, milten, den ene nyre og binyre samt maven. Det er virkelig mange organer i ét energicenter. Der er endda dele af tyk- og tyndtarmen. Der er rigtig mange følelser i dette område.

Når vi undertrykker vores følelser med f.eks. arbejde, tv, sex osv., lægger vi låg på vores fordøjelsesild. Hos rigtig mange som lider af fordøjelsesproblemer, stammer det fra, at de generelt har lav energi på deres batteri, men også at de har en del frygt og adrenalin kørende i baggrunden.

Når vi kører i kamp/flugt/frys-mekanismerne hele tiden, så fordøjer vi ikke særligt meget, og det sidste måltid sidder lidt fast. Den stress kan medvirke til fødevareallergier og fødevareintolerans - ja faktisk alle mulige forskellige fordøjelsesudfordringer.

Det ser jeg specielt blandt kvinder - at kvinder og nok især mødre har en tendens til at give til alle andre end dem selv, konstant fylde andre op med energi på bekostning af dem selv. Al energien ryger ud i arme og ben til handling, og der er ingen energi tilbage til fordøjelse i centrum af kroppen.

Så mange af os har eller har haft fordøjelsesproblemer, fordi vi er blevet opfostret med, at vi skal prioritere alle andre over os selv. Men vi kan ikke tage os af alle andre, hvis vi ikke passer på os selv først og tager iltmasken på. Vi er bare endt med svage grænser og svag fordøjelse, hvor vi er ved at falde fra hinanden. Det er så let at gøre i vores kultur, som direkte inviterer til det.

Når energien er samlet i centrum, så begynder man at stå op for sig selv uden at føle sig skyldig eller selvisk, fordi man tager sig af sin krop. Hvis du ikke tager dig af din krop, bliver andre nødt til at tage sig af den til sidst, og det er mere selvisk, fordi rigtig mange i plejesektoren, og familiemedlemmer der passer på syge forældre, ender med at køre sig selv ned og dø tidligere end nødvendigt. Hvis du ikke har tid til at tage dig af dig selv, så kan du ikke tage dig af andre.

Den venstre binyre og nyre kan have støj i signalet, når vi føler os fysisk truet, uanset om det er en virkelig eller forestillet trussel, så kan den køre i for højt gear. Hvis vi føler os mere bange for at blive socialt udstødt af fællesskabet, vil den højre binyre køre i for højt gear. Det er én af de mest mirakuløse ting med lydhealing - hvordan vi kan genstarte binyrerytmen ved at arbejde i energifeltet med stemmegafler omkring binyrerne. Efter et par dage, hvor vi kan være ekstra trætte, vender energien tilbage.

Når vi er virkelig centreret i solar plexus, og den er stærk, er vi i stand til at sætte mål og opnå dem. Vi færdiggør vores projekter i stedet for kun at blive 80 % færdige - (dem der ikke putter sløjfe på tingene kalder jeg 80% afslutter, det er utroligt nemt at genkende den slags folk - nu ved du hvorfor). Vi kan også interagere med andre menneskers energier og stå op for os selv og ikke lade os skubbe omkuld af andre.

Hvis du f.eks. har mange sure opstød, kan det skyldes, at der er en person i din omgangskreds, som vil putte deres vilje ned over dig. Når det sker, vil din egen vilje skubbe tilbage, og hvis dit solar plexus ikke er stærkt nok til at holde den andens vilje på afstand, bliver din egen vilje skubbet ned igen. Næste gang du har sure opstød, så prøv at spørge dig selv: "hvem prøvede lige at presse deres vilje ned over mig?. Hvordan havde jeg det med det? Hvordan vil det føles, at skubbe det tilbage?".

Vi vil gerne opbygge en stærk positiv vilje og styrke, hvor vi kan sætte en intention og få tingene gjort uden at havne i magtesløshed eller vrede. Det er bare ubalancer i energien. Rigtig mange mennesker sidder fast i deres problemer og svømmer rundt i dem, men det er bare spild af tid. Gå direkte til løsningen, løs problemerne og ryk videre. Drama er en vane, og meget ofte en unødvendig vane, som stammer fra ubalancer med vrede og magtesløshed.

Husk at kærlighed healer - misbrug af os selv, hvor vi gennemtvinger vores vilje og en indre krænkende dialog hjælper ikke. Vi kan ikke hade os perfekte eller til et godt helbred. Det virker ikke, og det ved du godt. Den eneste måde, vi kan få et godt helbred, er, når vi er i sand kærlighed til os selv. Hvor vi elsker os selv, præcis som vi er – selv med de ekstra par kilo på sidebenene, lige nu og her.

Du ville jo heller ikke sige til dit kæledyr, at det var tykt og skælde det ud. Du ville bare tænke - "hmm, det kan være at du har brug for lidt mere træning og en smule mindre mad; lad os lege lidt - det bliver sjovt"

Der er to interessante områder omkring solar plexus, mor og far-zonen, der ligger ca. ude ved albuen, hvis du strækker armen ud i centrum af din krop. Der løber også en strøm af dine forfædres energi gennem disse områder.

Ganske enkelt - ved at bringe lyd ind her - bliver vi mere bevidste om hvilke programmer og overbevisninger, som 'kører' fra vores forfædre og forældre. Områderne afslører en del omkring vores forhold til vores forældre, den grundlæggende vibe eller energi I havde mellem jer, og som oftest gentager sig i dine andre forhold.

Lad os sige, at du havde et udfordrende forhold med din mor, så er det meget sandsynligt, at andre personer vil dukke op i dit liv, som har samme dysfunktionelle mønster som din mor. Når vi rydder ud i de områder, vil du få et bedre forhold til dine forældre og finde fred i dig selv - samt ikke mindst stoppe med at tiltrække de samme personer ind i dit liv igen og igen.

En del har oplevet af deres far enten har været fraværende i løbet af opvæksten eller har været utilregnelig, hidsig og endda måske voldelig, men din modstand mod din far er vigtig at opløse og ikke løbe væk fra. Måske har vi fået indprentet at for at være en pæn pige eller dreng, må vi ikke være vred, så vi vender vreden indad hele tiden, eller det presser sig ud på de mest uheldige måder 'igennem sidebenene', efter vi har prøvet at være sød og rar alt for længe og været så spirituel og tilgivende, at vi raser ukontrolleret på en tilfældig eller i en tilfældig situation.

Der findes en sundere måde at komme ud med vreden på - ved at tillade den at være der og bruge den til f.eks. at træne/gøre rent, råbe den ud i en pude og banke puden. Alle følelser har en afslutning.

Rigtig mange af vores automatiske reaktioner, som vi har nedarvet fra vores forældre, har ikke været hensigtsmæssige. Det er de samme ineffektive mønstre, som dine forældre har vist dig, men vi er ikke dømt til for evigt at gentage dem. Det er hul i hovedet at gentage det samme mønster, der igen og igen har skabt problemer i éns liv.

Det er også vigtigt, at vi ikke får gjort vores forældre til skurkene i livet. Intet her i livet er sort eller hvidt, og når vi gør én person til skurken, gør vi os selv til et offer, hvilket betyder at personen har magten over dig. Ingen har magten over dig, medmindre du tillader det.

Har du svært ved at gennemføre vægttabet, rygestoppet eller nytårsløfterne? Vaner kan være svære at bryde.

Nærmest uanset hvor i dit liv - når du laver en yoyo-bevægelse mellem hvad du gerne vil, og hvad du ikke vil, så er der noget, der holder dig fast.

Ethvert mønster gentager sig indtil/fordi:

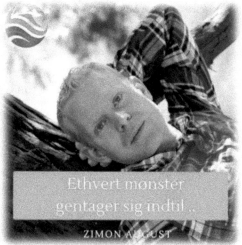

1. Vi erstatter det med et nyt mønster (mange, som stopper med at ryge, erstatter det med at spise mere - så gerne noget mere hensigtsmæssigt).

2. Du føler dig tryg og velkendt ved vanen - du ved

hvad du har - og er bekymret for, hvad du får i stedet for.

3. Årsagen bag - hvilke følelser prøver du at dække over ved vanen?

Derudover ser jeg også, at energien er for lav i os selv og i vores omgivelser.

Når vi laver lydhealing på solar plexus og styrker den, mens vi kommer i alpha-hjernebølge-tilstanden, bliver det lettere at skifte vaner og foretage nye valg.

Sakral-chakra

Den nederste del af din mave, kønsorganerne og tarmene hvor sakral-chakraet befinder sig, er lidt af en hvepserede af ubehag, når den er ubalance og en kæmpe kilde til velbehag og personlig styrke i balance.

På den højre side vil du typisk støde på tunge følelser af skyld, skam og lavt selvværd, som hiver dig ind i den indre kritiker. Skyld og skam er nogle af de tungeste følelser vibrationsmæssigt - der er nærmest ingen energi i dem. Skyld er følelsen af at have gjort noget forkert og skam - at man er forkert.

Følelsen af skyld og skam er så tung, at man oftest vil pege fingeren udad på andre mennesker og projektere den udad for at undgå at mærke den selv. Men ved at gøre den anden til fjenden, gør vi tit os selv til offeret og giver vores energi væk. Vi kan også ende med at bekæmpe os selv, fordi vi har en skyggeside på det, som vi møder i den ydre verden og modstanden.

Fordi skyld og skam er så ubehagelige følelser, kan vi tit "tænke" følelsen i stedet for rent faktisk at "føle" den - så holder vi vores tanke kørende i overgear. Hvis vi ikke havde skyld og skam, ville vi måske være psykopater allesammen, så det er okay at have den og føle den. Den er hverken god, dårlig, rigtig eller forkert.

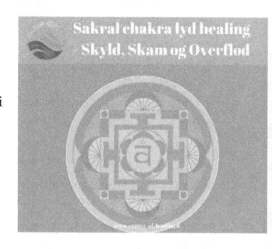

Det sker også tit, at vi holder os fysisk og psykisk i gang hele tiden for at undgå at mærke disse følelser af skyld og skam. Den indre kritikker, som kan findes her, handler om at vi, for at undgå at få kritik uden for os selv, hellere må kritisere os selv sønder og sammen. Det virker selvfølgelig ikke og holder vores kreative energi nede.

Relaterer til: Seksuelle organer, blæren, tyktarmen og tyndtarmen

Hjælper til: Seksualitet, kreativitet, pengeflow, selvværd og intime forhold

Farve: Orange

Seksuelle overgreb og traumer i dette område lægger også låg på energien og kan med forsigtighed åbnes og slippes, så vi kan finde ind i en harmonisk balance. Kulturelt er vi styret meget af religiøs skyld og skam - at vi er født skyldige som mennesker. Virkeligheden er, at vi under al denne energi er smukke fantastiske væsner.

På venstre side vil du omvendt støde på frustration, skuffelser og det resulterende indre offer. Frustrationen vil ofte bunde i misforholdet mellem vores forventninger til livet og andre mennesker, og hvordan de i virkeligheden er.

Når vi har modstand mod dette, bruger vi energien på det, vi ikke ønsker i stedet for det, vi i virkeligheden ønsker. Al livskraften her ryger væk fra vores seksuelle drive, og der er nærmest ingen energi i at være et offer. Vi føler os ikke værdige til at være de kraftfulde væsner, vi i virkeligheden er. Der kan være mange mure omkring dette område af energi, som vi rydder op i med lydhealingen.

Én pudsig bivirkning kan være, hvis man har haft tendens til at rode meget fysisk i sit liv, at når man får energien balanceret i dette område, vil man let og effektivt få ryddet op uden problemer. Fordøjelsen bliver i høj grad også påvirket af energien i dette center, specielt hvis vi som babyer har fået modermælkserstatning baseret på soja eller mælk, hvilket kan give os en mindre optimal start på livet. Udfordringer i begge sider med energien her kan have en tendens til at give lænderygproblemer.

Når dette center ikke er i balance, vil vi ofte have udfordringer med vores seksualitet, sensualitet, intimitet, kreativitet og økonomiske problemer.

Modgiften til disse udfordrende følelser er selvkærlighed og at værdsætte alle dele af din krop, selvom du ikke altid er tilfreds med den.

Når vi laver lydhealing på dette område, kan vi styrke tyk- og tyndtarmens funktion, åbne for de saftige ting her i livet, herunder overflod, kreativitet, intimitet og seksualitet, konfrontere og transformere de udfordrende følelser af skyld, skam, frustration og skuffelser og blive en del bedre til at give slip. Derudover kan vi opdage, når vi falder i med henholdsvis den indre kritikker eller indre offer og ændre det til en indre coach.

Måske var du heldig, at du havde en opvækst på en gård, hvor I spiste økologisk sund mad lavet fra bunden af, men jeg gætter på, at de fleste af os er opvokset med en masse forarbejdet og unaturlig mad i vores kost - specielt som teenagere har vi en tendens til at spise en masse "lort" rent ud sagt – mig selv inklusiv. Du er, hvad du spiser og fordøjer; de molekyler af skabelsen, som du indtager, skaber dig.

Hvis du spiser fødevarer, som er ekstremt unaturlige og uegnede til menneskeføde, der er fyldt med kemikalier, farvestoffer og hvad ved jeg, så kan det skabe en del ravage i dette energicenter. Jeg spiste alle mulige mærkelige former for slik og drikkevarer samt krydderboller med Kærgården som barn, så tro mig – jeg har været der selv. Jeg havde virkelig en sød tand.

Vi har overlevet indtil nu - overraskende nok, men modermælkserstatningerne (der har en virkelig negativ indflydelse på fordøjelsen), den forarbejdede mad som f.eks. 'instant noodles' påvirker dette område. Det bedste, vi kan gøre, er at spise uforarbejdet mad, naturligt, økologisk, fra vores lokalområde og undgå det raffinerede. Selvfølgelig kan du stadigvæk spise junk og slik engang imellem, men i mindre mængder. Når man er sund, kan man sagtens spise lidt engang imellem - 90/10 eller 80/20 er en god tommelfingerregel.

Hvis vi har vendt den rundt, så vi overvejende indtager usund mad, vil det med tiden nedbryde os, fordi der ikke er nok energi og elektrisk kraft i maden. Vi har brug for elektronerne fra maden - ligesom fra vores vejrtrækning. Når vi spiser død mad, føler vi os ofte mere som en zombie.

Candida er en svamp i tarmene, som er naturlig, men den kan løbe løbsk, hvis vi f.eks. har en tone af depression kørende i baggrunden af vores energifelt. Depression er ofte vrede vendt indad, som vi dæmper med sukker, og denne kombination skaber en overvækst af candida i vores system. Når vi ikke længere undertrykker vores vrede med sukker og bringer den tunge tone af depression op, får vi et sundere forhold til den følelse af vrede, og candidaen vil trække sig tilbage til normale og sunde niveauer. Enhver overvækst af en mikroorganisme vil oftest skyldes det tonemiljø, der er skabt i kroppen, som er gunstig for den.

Én af de største udfordringer for mange tilsyneladende tolerante mennesker er selvretfærdighed. Selvretfærdighed hvor man siger - "Jeg har ret, og du tager fejl", men der er ingen forståelse i den energi, ingen blødhed eller medfølelse. Det er en mellemting mellem vrede og skam, og den selvretfærdige energi skyldes ofte, at vi prøver på at undgå at mærke vores egen skam og/eller vrede mod os selv eller andre. Hvor tit har vi ikke set folk, som har været kæmpe modstandere af racisme, krænkelser af kvinder eller homoseksuelle, hvorefter det bliver afsløret, at dobbeltmoralen har været stor, fordi vedkommende selv har gjort disse ting.

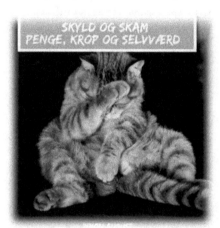

Den største stresskilde kommer ofte ikke udefra, men faktisk fra os selv. Den hårde indre kritiske stemme som siger, at vi burde gøre det bedre/vide bedre, end vi gjorde. Og det gavner os bestemt ikke.

Den indre kritiker prøver af få os til at undgå straf/skyld og skam, men ender med at putte os i et indre fængsel på livstid, hvor vi pisker os selv i en evighed uden medlidenhed.

Det er langt bedre at "træne og forbedre" sig selv med kærlighed end overgreb og misbrug af sig selv.

Hvis vi har været udsat for et voldsomt traume, specielt som barn, kan vi have en tendens til at flygte ud af kroppen og lukke ned for følelserne.

Det er ikke bevidst. Det er en automatisk reaktion, som kan være helt naturlig for at kunne overleve og fungere. Men på et tidspunkt får man brug for en ventil - hvis man da ikke vil eksplodere på de mest uheldige måder eller være helt drænet for livsenergi.

Derfor arbejder jeg altid som det første i lydhealing med jordforbindelse - så vi kan være tilstede HER og NU.

Så vi ikke flygter fra vores omstændigheder og liv, men får styrken og overskuddet til at håndtere det, som er her, nu. Det vil ikke løse meget at flyve rundt og vente på at verden ændrer sig til et magisk sted. Hvorfor ikke gøre hvor du er lige NU til et magisk vidunderligt sted?

Når vi mærker følelserne, har de altid en afslutning. I promise! De kan godt føles overvældende, men igen - det er en følelse. Du behøver ikke bedøve eller lukke ned for det. Det har du nok tværtimod oplevet gør det værre og får det til at blive.

Rod-chakra

Rod-chakraet er vores fundament og uden balance og harmoni her, bliver vi enten fanget i at handle for meget og konstant overtænkning eller i frustration over ikke at få handlet på vores idéer og tanker. Rod-chakraet befinder sig ved det nederste af vores rygsøjle. Højre side af rod-chakraet handler om, at vi konstant (holder os selv fysisk og psykisk i gang) - som oftest for at undgå at mærke ubehagelige følelser. Venstre side af rod-chakraet omhandler som regel alt det, vi tænker på at gøre og drømmer om, men ikke får handlet på.

Når rod-chakraet er i balance, vil vi typisk opleve et højere energiniveau, føle os mere groundet, finansielt trygge og sove bedre.

Relaterer til: Halebenet, jordforbindelse, fødderne og benene, hofterne og bækkenet.

Hjælper til: At føle man hører til, at føle sig tryg og sikker, at sove godt, et balanceret energiniveau, hjemme i livet.

Farve: Rød

Rent fysisk kan lydhealing støtte op og heale på skader på éns haleben, smerter i hoften (på den ene eller den anden side), lænderygsmerter, en langsom fordøjelse eller stofskifte og kan hjælpe på éns søvn og booste éns generelle energi-niveau.

Hvis der er meget rodet eller støjende energi her, vil man som regel opleve, at man har svært ved at holde orden i sine omgivelser og have svært ved at færdiggøre projekter samt have et svækket immunforsvar.

De følelser, som typisk sidder her, vil være et behov for konstant at holde sig i gang og tænke for meget eller være i frustreret fastlåsthed. Der sidder også ofte frygt omkring overlevelse og sikkerhed.

Venstre side af rod-chakraet fortæller historier om alt det, vi gerne vil gøre, have eller være, men som vi ikke har. Du tænker f.eks. meget på at starte op som selvstændig og følge din drøm, men får ikke gjort det. Kort sagt, hvor man tænker en hel masse på noget, men ikke ændrer noget ved at tage handling på det.

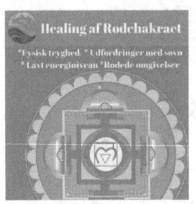

Det er enormt svært at rykke på sine tanker og ideer, når energien sidder fastlåst her – man opnår ikke rigtigt sine mål. Mange med problemer med enten over- eller under-spisning har udfordringer her, da de har en indre kamp mellem, hvad de gerne vil og rent faktisk gør.

Den højre side af rod-chakraet indikerer i ubalance, at vi handler for meget og slapper af for lidt - hvor vi hele tiden holder os fysisk og psykisk i gang, oftest for at undgå at mærke følelserne af skyld og skam, som driver os fremad med pisken hele tiden. Vores sind vil oftest være overaktivt, og der er en konstant bekymring om fremtiden, hvad andre tænker, indre selvkritik, og vi slår os selv oven i hovedet.

Måske sidder du foran computeren og arbejder, og samtidig har du sat en vask over, malet vinduerne i pauserne på mødet og forberedt aftensmaden. Det er som en vildhest, når personen hele tiden flyver rundt og måske i virkeligheden prøver at undgå sine følelser af f.eks. sorg, så de holder dem hele tiden på afstand ved at holde sig aktive.

Bagsiden af rod-chakraet handler om vores fysiske hjem og den eventuelle stres, som der måtte være omkring det. Det kan være vi er stresset over pengene til husleje, eventuelle renoveringer eller bekymring om at måtte flytte og hvorhen, samt rod der ikke er blevet ryddet op i. Rod-chakraet er virkelig vores solide base. Hvis vi ikke har styr på de lavere chakraer, har vi ikke adgang til frugterne af de højere chakraer i kroppen.

Derfor er det virkelig vigtigt, at vi vender vores opmærksomhed ned i maven og vores rod-chakra, så vi kommer ud af hovedet. Vi fortæller os selv de samme smerte- og lidelses-historier igen og igen og lader dem definere, hvem vi er og får derfor mere af det samme. Jo mindre vi identificerer os selv med vores historie, jo mindre vil vi fortælle den historie, og på den måde vil det ofte føles som om, at historien nu er healet, og du begynder at fortælle en ny og mere lykkelig historie omkring dig selv.

Healing er at fortælle dig selv en ny historie om, hvem du er, hvad der sker i dit liv, og hvordan du har det med det. Ny historie, nye mønstre, nye perspektiver og det er fuldstændig opnåeligt. Det vil sætte dig i en langt bedre position til at hjælpe andre mennesker og menneskeheden, når du ikke er i en mangeltilstand selv og en følelse af ikke at være komplet og hel.

En stor del af vores tidlige mønstre - af frustration og skuffelser over umødte behov - kan stamme fra mange generationer tilbage og er blevet nedarvet igennem mor eller far. Vi har f.eks. en intention om, at vi gerne vil begynde at spise sundere og træne mere, men så kommer selvsabotagen ind i billedet. Vi er nødt til at trække krogen af den gamle energi ud - disse dybe kroge i det underbevidste - og komme helt ned til roden af dem og slippe dem vha. lyden.

Et godt helbred er frihed – at være fri fra smerte, fra frustration, fra bekymringer og alle disse svære følelser. Du er ikke længere bundet fast i de konstruktioner, som har styret vores liv ubevidst, og spændingen i den fysiske krop løsner, så du bliver mere fri. Et godt helbred er en proces, hvor vi omfavner og føler os selv værdige til større og større grad af frihed, frihed i dit sind, frihed med dine følelser, frihed med din krop og frihed i dine bevægelser. Det er det, som vi rigtig gerne vil have. Der er selvfølgelig mange forhindringer overalt her i livet - forhindringer i vores sind og krop - men det er alt sammen forhindringer, som vi kan overkomme. Se det næsten som et spil i livet - det er sjovt at overkomme dem.

Det er en noget bedre tilgangsvinkel i stedet for at tænke - "åh hvor er dette tungt og trættende"- for det er egentlig ret sejt sådan at prøve vores fysiske krop af og lege i denne verden med at løse problemer. Rigtig meget i vores liv handler dybest set om, hvor gode vi er til at løse problemer. Er vi et frustreret offer, eller undgår vi for fulde kraft vores følelser; så er vi sjældent inspireret til at løse vores problemer - vi rykker ikke nogen vegne, når vi kører rundt i de samme cirkler igen og igen.

Vi er i stand til at fokusere vores energi ved at få støjen ud af signalet i de lavere energicentre, så de kan støtte de højere chakraer i at løse problemer. Dermed vil du kunne se løsninger, have viljen til at handle og få tingene gennemført samt ikke mindst modet til at gøre det.

Knæene

Der findes to mindre, men vigtige energicentre i knæene. Når venstre knæs energi ikke er i flow, kan vi føle os fastlåste uden at vide, hvor vi vil hen her i livet, hvilket kan være en stor udfordring.

Knæene er ret oversete områder, som virkelig indeholder en del information og potentiale til at blive healet. For mig var det én af de vigtigste sessioner, jeg har taget, med størst effekt.

Hvor mange af os har ikke haft knæproblemer?

Rent følelsesmæssigt har venstre knæ noget at gøre med at føle os fastlåste i en usund situation, som vi har svært ved at bryde fri af.

Når vi har healet på energien her, vil du have lettere ved at rykke fremad i dit liv og få healet på både de fysiske og følelsesmæssige blokeringer, som har siddet hernede. Og det hjælper hele kroppen! Ikke kun knæene.

Det kan være et godt supplement til afhængigheder at lave lydhealing her. Der sidder desuden fødselstraumer i dette område.

I det højre knæ kan et kendetegn for ubalance være, at du måske har haft lyst til at lave en forandring i dit liv, men hver eneste gang du prøver noget nyt, vil du hurtigt opdage, at du er vendt tilbage til dine gamle mønstre.

Når du går på opdagelse i følelserne i knæene, vil du finde f.eks. følelsen af at sidde fast, ikke vide hvad man skal give slip på, hvor man skal hen, og hvordan man skal relatere sig til andre.

Følelsen af at sidde fast i ens liv

Knæ og ankel skader

Healing af Fødderne og ankler

Dine knæ holder øje med hver eneste gang du bevæger dig frit, og også hver gang du blokerer dig selv fra at følge dine instinkter og intuition, fordi du enten er blevet blokeret af andre - eller dig selv.

Hvis du har haft meget modstand fra andre eller generelt her i livet, vil du bogstaveligt talt kunne føle dig bundet fast i denne del af kroppen, selvom det ikke er din skyld. Når dine knæ er frie, ved du lige pludselig hvad du gerne vil have, og hvad du skal gøre for - uden anstrengelse og i flow - at komme i den retning. Du tager spontane og passende handlinger og føler dig mere tilpas med usikkerhed, når livet kræver, at du improviserer.

Hvis du har oplevet, at du manglede oplevelsen af at være tilfreds og mæt som baby, kan du som voksen få tendens til konstant at søge tilfredsstillelse, trøst og sikkerhed.

Én af årsagerne til, at mange forbliver fastlåste med deres job, forhold, dårlige vaner, ja alting her i livet og længere end de ved er sundt, er ofte, at vi som ganske små bliver vant til at udholde negative situationer, som vi ikke på daværende tidspunkt kan fjerne os fra. Som voksne har vi et valg om at rykke os væk fra skaden, men først når energien på knæene er flow, vil vi let kunne indse det og ændre på tingenes tilstand.

Er du i tvivl om dit næste skridt? Vakler du mellem at kaste dig ud i et nyt job/karriere/uddannelse osv.? Så vil højre knæ og fod typisk begynde at "støje" lidt, når vi holder os selv tilbage.

Tillad dig selv at kaste dig ud i handling - hvilken som helst handling - og lad den føre dig til hvor du skal være. Hvis det bringer modstand og følelser op, er det perfekt! Livet er til for at leves - ikke undgås.

Blev du konstant begrænset som barn og sagt NEJ til?

Hver eneste gang du tog en chance, blev det så straffet ud af det blå?

Så vil du formentlig opleve, at du bliver ved med at begrænse dig selv som voksen og holder dig tilbage fra at tage de chancer, som din sjæl kalder dig til! Når universet siger "hop", står du tilbage i frygt.

Det kan ske på mange måder - du kan f.eks. tillade andre at holde dig tilbage pga. frygten for deres meninger, tillade dem at underminere dig, holde os selv tilbage og sabotere os selv hver eneste gang vi nærmer os et mål (ubevidst).

Vi bliver måske bange for at såre andre ved at være "for meget", så vi skruer ned for vores indre lys for ikke at skabe jalousi, tør ikke sige vores mening, mister vores nysgerrighed på livet, lukker ned...

Det kan sågar ende i et fysisk rod, som kommer tilbage igen og igen i dit hjem.

Den form for begrænsning støder jeg på igen og igen, når jeg laver lydhealing af det højre knæ - specielt en følelse af frygt som holder os tilbage fra at tage skridtet fremad mod vores mål - hvordan vores vilde rå natur er blevet tæmmet og energi blevet mindsket.

Men kort sagt om frygten - hvis du venter på, at frygten skal forsvinde FØR du tager en chance, så kommer du til at vente for evigt.

Frygt er naturlig, den er velkommen, og den er okay.

Der er forskel på handlingslammende frygt, som fryser os fast og fastlåser os i det gamle mønster uden handling, og så er der frygt i handling - hvor man er i handling på trods af frygten, indtil man opdager med gentagelser, at frygten løj for én.

Man befinder sig i det magiske rum mellem begejstring/spænding og frygt - hvor livet kan leves uden at blive låst fast af frygten.

Fødderne

Sidst men ikke mindst, sidder der også to mindre energicentre ved fødderne, som gør dig klar til næste skridt her i livet. Ligesom i zoneterapi, indeholder fødderne information om dit liv som helhed, og når vi får fødderne i balance, får vi en særlig evne til at gå vejen her i livet med lethed, humor, venlighed, tålmodighed og sjov. Livet er en dans, så vi kan lige så godt nyde det. Det er at følge opdriften i fødderne, tage lidt flere chancer og være modige, som vi bliver i stand til, når vores fødder er frie energimæssigt.

Desværre oplever vi tit, at vi enten hugger en hæl eller klipper en tå - for derved at gøre os selv mindre - end den vidunderlige skabning, vi i virkeligheden er. Vi bliver i tvivl omkring næste skridt, så vi vakler i vores beslutninger. Denne ubalance vil vi især finde i højre fod, hvor den venstre fod handler mere om at forblive i skadelige situationer - selvom vi har et valg som voksen om at træde væk fra det. Vi kan opsamle så meget energi omkring venstre fod, at det næsten kan føles som at have en sko på hele tiden - eller en kæde der hele tiden trækker én tilbage til fortiden.

Er dit liv udholdeligt? Sådan knap og nap?

Eller trives du faktisk?

Livet burde ikke bare være ren overlevelse, men alligevel oplever jeg, at - jeg selv inkl. - havner i at udholde ting og situationer alt for længe.

Og det er jo egentlig talt tåbeligt, når jeg har et valg som voksen - om jeg gider ærgre mig over, at opvaskemaskinen ikke vasker ordentligt mere eller køber en ny, over at jeg bor i Danmark om vinteren eller bare rejser væk, om jeg dyrker det liv som jeg ønsker, eller lever hvad andre har ønsket for mig.

Vi har altid et valg, og det er det som vil bringe dig og mig væk fra håbløsheden.

Væk fra selvskade og selvsabotage.

Vi to - vi behøver ikke længere udholde de skadelige ting i vores liv, som vi engang vænnede os til i vores barndom, eller nedarvede mønstre fra familien.

Vælg friheden til!

Knoglerne:

Knoglerne er enormt elektriske, og når vi komprimerer dem, skaber vi elektricitet ved eksempelvis af hoppe på en trampolin. Følelsen af frygt sidder tit i knoglerne. En af de ting, som vi mindst har lyst til at anerkende, er følelsen af frygt.

Vi lever i meget usikre og mærkelige tider, og at leve med usikkerhed er én af de sværeste ting at gøre. Hvis du ikke har været i stand til at slappe helt af, med alle de forandringer som er sket i verden, så er det helt forståeligt.

Der er heldigvis en del af os selv, som altid føler ro, fred og tryghed. Alt er godt i universet på det plan, og det er den del af os selv, som vi gerne vil identificere os mere med. For uanset om vi er bange eller ej, så ændrer det meget sjældent udfaldet – tværtimod - jo mere bange vi er, jo mindre konstruktive handlinger foretager vi os.

Når vi er i en rolig afslappet tilstand, træffer vi bedre beslutninger med større overblik. Frygt er vigtig, det må jeg stadigvæk påpege – specielt når du træder ind på ukendt territorium og kaster dig ud i noget helt nyt, så har du brug for en lille smule frygt/årvågenhed til at holde dig på dupperne. Men når vi konstant har frygten kørende i baggrunden som vane, så er det udmattende; det bliver en dårlig vane, som er bedst at bryde.

Når vi har meget frygt kørende i baggrunden, vil det svække strukturen og arkitekturen af vores knogler, der bærer os og holder os oppe gennem livet.

Hvis du har knogleskørhed, kan du jo eksperimentere med at lave lydhealing jævnligt på at slippe frygt i dit system og få foretaget en knogletæthedsmåling før og efter - uden at ændre andet.

Én af de helt store udfordringer i vores verden i dag er, at vi eksisterer i en verden, som prøver at dele og herske over os. Både indvendigt og udvendigt forsøges der at skabes splid imellem os og andre, samt ikke mindst i vores indre sindstilstand, men vi er én stor menneskelig familie, og opdelingen er kunstig. Måden, vi healer den på, er ved at skabe en indre helhed i os selv.

Det ydre er kun en refleksion af, hvad vi holder som sandt indvendigt, vores indre kritik og selvhad, den indre guerillakrig med os selv.

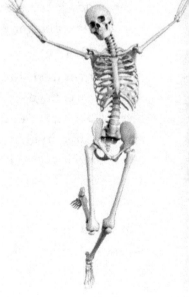

Det er et kæmpe spild af energi, men det er så normalt, at vi kun lytter til vores hoved eller kun til vores hjerte, i stedet for at lytte til alle dele af vores krop.

Du er udelt lys - der er ingen opdeling mellem de elektriske dele af dig. Når vi er i helhed, vil du måske opleve, at dine knogler bliver stærkere og mere hele.

Slå dig løs med dine knogler, se dem som stærke og lette, hvor du bruger dit sind til din fordel.

OVERSIGT ENERGIFELTET

PÅ DENNE SIDE HAR JEG SAMLET EN OVERSIGT OVER DE FORSKELLIGE CHAKRAER OG DE UBALANCER MAN OFTEST STØDER PÅ OG HVORHENNE.

DE FORSKELLIGE CHAKRAER STYRER DE FORSKELLIGE ORGANER PLACERET I OMRÅDET, F.EKS. I HJERTE CHAKRA FINDER VI HJERTE OG LUNGER.

HVERT CHAKRA OG HAR EN FARVE, SOM FØLGER REGNBUEN.

RODCHAKRA RØD, SAKRALCHAKRA ORANGE, SOLAR PLEXUS GUL, HJERTECHAKRA GRØN, HALS CHAKRA BLÅ, TREDJE ØJE CHAKRA, VIOLET, KRONECHAKRA HVID.

CHAKRA	HANDLER OM	VENSTRE UBALANCE	HØJRE UBALANCE
FØDDER	NÆSTE SKRIDT OG HVORDAN VI HAR DET MED DET, TIDLIGERE LIV	RYKKE FRI FRA GIFTIGE SITUATIONER SVÆRT	TAGE NÆSTE SKRIDT VAKLENDE ELLER I TILLID
KNÆ	INDRE OG YDRE FRIHED, TÆNKE AT GRÆSSET ER GRØNNERE ANDRE STEDER	TING FRA FORTIDEN, SOM IKKE LÆNGERE ER PASSENDE I DEN NUVÆRENDE SITUATION	FORHINDRINGER I AT RYKKE FREMTID, FORHINDRINGER I OS SELV, KOMPLICERET FØDSEL
ROD CHAKRA	HJEM, SIKKERHED, GROUNDET, TILHØRE FÆLLESSKAB, RIGTIGE ARBEJDE	MANGLENDE HANDLING, TÆNKE PÅ NOGET, MEN INGEN FORBINDELSE MELLEM TANKE & HANDLING	OVERAKTIV, GØRE OG TÆNKE FOR MEGET, OFTE SKYLD DREVET
SAKRAL CHAKRA	SEKSUALITET, KREATIVITET, PENGE, SELVVÆRD, GRÆNSER OG INTIME FORHOLD	FRUSTRATION OG SKUFFELSER	SKYLD OG SKAM
SOLAR PLEXUS CHAKRA	SELVTTILLID, SÆTTE MÅL OG OPNÅ DEM, HVORDAN VI INTERAGERER MED ANDRE	MAGTESLØSHED - LYST TIL AT ÆNDRE, MEN UDEN AT GØRE - FORHOLD TIL MOR	VREDE/UNDERTRYKT VREDE FORHOLD TIL FAR
HJERTE CHAKRA	GIVE OG MODTAGE KÆRLIGHED, MEDFØLELSE OG TAKNEMMELIGHED	SORG, TAB OG TRISTHED - DEPRESSION, SOM TIT ER UNDERTRYKT VREDE VENDT INDAD	SIGE JA, NÅR VI MENER NEJ OVERHJÆLPE ANDRE
HALS CHAKRA	KOMMUNIKATION, UDTRYKKE VORES SANDHED OG VÆRE KREATIVE	MANGLENDE KOMMUNIKATION, HOLDE OS TILBAGE FOR AT UDTRYKKE OS SELV	TALE, MEN IKKE BLIVE HØRT FRUSTRATION OVER DET
TREDJE CHAKRA	INTUTION OG TANKER	BEKYMRE SIG OMKRING FREMTIDEN OG HAMSTERHJUL AF TANKER	OVERTÆNKNING OM FORTIDEN ENTEN TÆNKE PÅ POSITIVE ELLER NEGATIVE TING
KRONE CHAKRA	HØJERE TÆNKNING, RUMLIG INTELLIGENS, MATEMATIK OG FORHOLD TIL GUDDOMMELIGE	HAR INGEN FØLELSESMÆSSIGE BLOKERINGER, MEN KAN VÆRE STØJ I SIGNAL	HAR INGEN FØLELSESMÆSSIGE BLOKERINGER, MEN KAN VÆRE STØJ I SIGNAL

KAPITEL 6

DIG SOM LYDHEALER

Hvordan genkender jeg hvilke følelser, der er bagved lydene?

Hvordan udvikler du evnen til at føle fornemmelserne, som stemmegaflerne reflekterer eller fortæller om?

Det er virkelig en proces, som handler om at stole på dig selv, fordi vibrationssproget og følelsernes sprog er noget, vi alle kender, da vi alle sammen oplever dem hver dag. Hvis jeg havde afspillet en sørgelig sang for dig, havde jeg så behov for at fortælle dig, at det var en sørgelig sang?

Det er det samme med 'sproget', som stemmegaflerne afslører. Gennem musik udtrykker vi følelser i et sprog, som ikke kan lyve og er det tætteste på sandheden vi kan komme og udtrykke. Når stemmegaflerne bliver placeret i en bølge eller sky af sorg ved den venstre skulder, vil de lyde sørgelige og kede af det. Dem, der hører det, vil kunne føle og mærke det, men nogle følelser er selvfølgelig lettere og andre sværere at opfange.

Du vil højst sandsynligt først lægge mærke til de følelser, som du genkender fra dig selv, og som du selv har brugt meget tid på. Måske har sorg eller vrede været en stor del af din fortid - så vil du oftest genkende dem først.

Frygt vil have en særlig pulserende energi eller kvalitet omkring sig - du kan føle det i fingrene og høre den. Nogle gange kan vi have filtre, som forhindrer os i at mærke eller høre bestemte følelser såsom skyld og skam, så vores bevidsthed filtrerer den ud, indtil vi åbner for den i os selv. Jo mere vi er frie med følelser og opmærksomme på vores indre følelsesmæssige tilstand, jo lettere er det at identificere, høre og føle, hvad der sker i stemmegaflen.

Jeg genkender fysisk smerte utrolig hurtigt selv, fordi jeg mærker det de steder, det opstår. Generelt føler jeg mere, end jeg hører – måske hører du lyden kraftigere; uanset hvad - så stol på det, du får ind.

Det sker tit, at nogle synes jeg snakker for meget under sessionerne, men der er så meget vigtig information, der dukker op under en lydhealing, at de ikke ville fungere så godt, hvis jeg ikke bragte dem op.

Budskaberne kan f.eks. være omkring, hvordan vi ikke bruger vores sind til vores egen fordel, hvordan vi kan takle vores følelser, og hvad der har skabt forstyrrelser i vores energifelt.

Den coachende del er en vigtig del af lydhealingen efter min mening, og du vil lave din særlige version af det baseret på din værktøjskasse.

Hvad rapporterer folk ofte efter en lydhealings-session?

Først og fremmest falder mange mennesker i søvn under en session! Det skyldes oftest, at det bringer hjernen ned i en dyb theta hjernebølgetilstand, og kroppen vil som oftest befinde sig i theta i den dybe søvn, så hjernen vil simpelthen tro, at den sover. Mange gange, når dette sker, er det simpelthen, fordi vedkommende har haft behov for søvnen, og det vil stadigvæk virke – men det er stadigvæk en god idé så vidt muligt at holde sig vågen under sessionerne.

Nogle beskriver hvordan energien bevæger sig rundt i kroppen - enten som lys eller en form for elektricitet, og det mest typiske er en følelse af "lethed" efterfølgende.

Uanset om vedkommende, du behandler med lyden, mærker meget eller ingenting, er alt, som det skal være. Nogen har så dybdegående traumer, at det tager tid, før de mærker noget. Deres energisystem kan ubevidst prøve at "forsvare" sig og holde følelserne nede eller sammen på dem.

Når du laver en session, vil du hurtigt opdage, at dér hvor opmærksomheden og intentionen er, dér bevæger energien sig hen. Derfor, jo mere du kan guide dem, du healer, til at bemærke det område, hvor du fokuserer lydhealingen, jo bedre vil det ofte virke.

Der kan opstå en del følelser i processen: gammel sorg og tårer, men også frygt, skælven, smertefulde minder og vrede. Alt er helt okay og normalt. Husk tilbage til "Feel it, to heal it". Vejen går igennem følelserne. Målet er ikke at blive fri for følelser, men fri med følelser.

Effekten af lydhealingen er kumulativ, så jo mere du modtager eller giver den, jo mere vil dit indre tonemiljø blive afstemt. Hvis du er musiker, vil du nok kende til, at hver eneste gang du tager dit instrument op, skal du stemme den igen. Vores krop er på samme måde. Livet smider stress mod os, og vi falder af hesten, og det er næsten en livsstil at regne ud, hvordan du kan bruge tid hver dag på at få dit personlige instrument, kroppen, afstemt.

Du vil efterhånden lære, hvad der virker bedst for dig (gøre det hurtigt og effektivt), og jo mere du bruger lydhealingen, jo dybere rod vil de nye forbindelser slå i dig. Det er ligesom at gå til kiropraktor - du går ikke til det bare én gang og så er du ordnet for resten af livet. Det er det samme med lydhealing - du kan ikke bare gøre det én gang, og så er du færdig for resten af livet.

Hvor ofte kan du lave lydhealing? Jeg tror, det handler meget om, hvor mange ting du har med i bagagen, og hvor meget udrensning du får efterfølgende. Lav måske kun én dybdegående lydhealing på dig selv om dagen - og lad der gerne gå et par dage imellem. Lydhealing med stemmegaflerne med vægt på kan du lave dagligt uden problemer.

Nogen spørger mig om, hvornår, det bedste tidspunkt at lytte eller lave lydhealing, er – og det er meget forskelligt. Nogle lydhealinger vil gøre én mere træt og søvnig, og andre kan give én så meget energi, at det kan være svært at sove efterfølgende. Prøv dig frem!

Kan man arbejde med børn og dyr?

Ja, du kan sagtens arbejde med børn, dyr og planter – ja alting, som kan give sit "ja" og tilladelse. Børn vil som regel kun kunne holde opmærksomheden i kortere tid - deres energifelt er på samme størrelse som voksne, men mindre kompakte med information, da det selvfølgelig har haft færre leveår og minder (planter og dyr må du indvendigt spørge om lov til og observere dyrenes adfærd).

Det er vigtigt, at børnene har mulighed for at lege med stemmegaflerne selv, hvis de har lyst og gå på opdagelse i dem. Dyr vil oftest lige skulle lugte til dem.

Jeg har hørt fra en del klienter, at deres dyr elsker at høre lydhealing og har ændret adfærd positivt efter det, men lad dem komme og gå som de vil. Jeg har oplevet, at heste vil komme hen og sige "tak" efter healinger. I det hele taget er det en gave at modtage dyr, børn og planters taknemmelighed.

Når vi arbejder med børns forældre, vil man tit kunne observere en forandring hos de børn, som er meget modtagelige for arbejdet med lyd.

Babyer kommer ikke rene ind i verden - de arver ikke kun fysiske karakteristika. De kan også arve mors angst, fars depression eller bedstefars tendens til at håndtere smerte med alkohol. En slags præinstalleret software, men heldigvis kan vi forandre det. Det står ikke skrevet i sten, at - fordi dine forfædre eller forældre havnede i et bestemt mønster eller 'liv' - så vil du ende på samme måde.

Vores dna er som et stykke musik - en levende sang, vi synger hver dag, med en masse karma, som vi healer. Vi arvede måske en masse, som vi helst ville have undværet. Menneskeheden har ikke ligefrem været guds bedste børn i mange år, og der har været mange traumer og støj i signalet.

Men nu begynder du at få afstemt din egen krop med healing fra lydene skabt af stemmegafler, og vi begynder at rykke menneskeheden ind i en gylden tidsalder, hvor vores kroppe er mere i balance, og vi lever længere.

Jorden som planet kommer nærmere den store centrale sol i universet, og alle de højeste kvaliteter begynder at komme frem i os alle sammen - kærligheden og medfølelsen. Det betyder også, at den mørke middelalder og al den tunge karma, vi har støvet op og samlet sammen igennem årene, er nødt til at blive fordøjet og transformeret til rent lys igen.

Det skal integreres, før vi kan vende tilbage til lyset. Og det er præcist det, vi gør, med dette arbejde. Vi bringer større og større harmoni ind i os selv, hvilket skaber en bølge, som skaber krusninger igennem denne verden, og vi medvirker til den nye gyldne tidsalder.

Udrensning

Når du laver en session, er det altid godt - både for dig som lydhealer og vedkommende, du behandler - at give dem følgende råd:

1. Allervigtigst, sørg for at være velhydreret! Drik lidt mere vand end du plejer for at holde væskebalancen i orden. Det er meget normalt, at elektriciteten, som vi øger, også øger tørstfølelsen.

2. Tag meget gerne et bad med havsalt, lidt lavendelolie eller epsom-salt. Hvis du ikke har et karbad, er fodbad en god idé. Det vil gevaldigt hjælpe til, at udrensningen bliver meget mildere. Saltet hjælper simpelthen med, at din elektriske krop kan aflade al den overskydende elektricitet og skabe balance. Du kan også tage den simple løsning at hoppe i havet og nyde havsalts hjælp.

3. Tillad alle følelser og tanker at dukke op efterfølgende - jo mindre modstand imod det, jo hurtigere passerer det igennem.

4. Benyt gerne en groundende vejrtrækning – dybe vejrtrækninger ned i maven og forestil dig at du puster det ud igennem fødderne eller korsbenet.

Udrensningen kan være ret brutal for nogle mennesker. Den følger en slags normalfordeling eller kurve, hvor en del føler kraftig fysisk og psykisk udrensning med masser af ubehag.

Andre føler ingenting, men synes dette arbejde er virkelig interessant, og resten falder et sted midt imellem de to ting. Hvis du mærker meget eller hjælper nogle som gør, så tak dem for at udholde og gennemgå de intensive ting, og anbefal dem i høj grad at gøre nogle af de overnævnte ting for at mildne effekten.

Hvis man normalt ikke mærker særlig meget, er min egen erfaring, at det tit kommer efter flere omgange lydhealing, når dybe lag har sluppet. Observér hvad der sker følelsesmæssigt og mentalt i dit liv, og hvordan automatpilot-reaktioner og kroppen automatisk vil begynde at reagere anderledes.

Hvis vi er i en heftig frygt-energi og angst for, hvad lyden kan bringe op, kan vores sind være så stærkt, at det holder healingen på afstand. Jo mere, du kan tillade dig selv at være med følelsen og give slip på frygten, jo mere vil du opleve. Du er værdig og fortjener det.

Det er også vigtigt at nævne, at vi dybest set arbejder med det indre barn. Generationer af følelser der er uudtrykte, og når vi healer os selv, healer vi meget mere end bare os selv.

Du begynder at åbne op for din indre lyskrop, og din lyskrop er ikke tung - den er ikke fyldt med sorg, depression, angst eller lignende. Den er bare ren og i flow, og vi kan alle sammen komme til det punkt - ingen har en uendelig mængde af bagage, de slæber rundt på - ingen har en uendelig mængde af støj i deres energifelt.

Udrensning er et godt tegn

Når du sætter en intention, dukker alt i modsætning til den intention op først. Mon ikke alle har prøvet at sidde i en stilling lidt for længe, hvor vi har lukket for blodtilførslen og benet lige pludselig "sover", når man prøver at rykke på det.

Det er ret irriterende og smertefuldt, mens man humper rundt for at få gang i benet, men ufarligt.

Når jeg laver Jord-akupunktur, lydhealing eller numerologi, er der typisk en udrensningsperiode, som lidt svarer til, at benet "vågner" op fra sin søvn. På samme måde kan du opleve en periode, hvor det virker som om, du går baglæns i din udvikling, hvor du i virkeligheden går fremad.

Du kan se din krop og dit liv som et hjem, hvor der har været lav energi (blodfattige/iltfattige områder), og når energien så stiger og begynder at løbe ind, mærker vi lige pludselig smerten, mens kroppen renser ud, og den nye energi kommer ind – og mange foretrækker at være i den "sovende" bevidstløse tilstand.

Nogle gange, når jeg graver dybt i mig selv, glemmer jeg, at det kan bringe ting op, som skal ses, mærkes og forløses – men det er helt naturligt og et godt tegn.

Vigtige temaer for dig som behandler

Som behandler af dig selv og andre, er der en række følelsesmæssige mønstre, som er vigtige at være bekendt med.

Ikke kun for din egen skyld, men for at fungere mest effektivt når vi faciliterer den indre healing i folk.

Jo mere vi træder til siden med vores personlighed, jo bedre vil dette arbejde fungere. Når vi kommer fra et indre neutralt sted, hvor vi ikke har lyst til at ændre, kontrollere eller styre udfaldet, men gør arbejdet i ren tillid og overgivelse, vil det fungere langt bedre.

Jeg vil anbefale dig, at du enten mediterer og/eller slipper evt. følelser som rumsterer i din egen krop, inden du starter en session, hvor du skal være til hjælp for andre.

En pudsig ting, som du nok vil opleve, når din intention er at hjælpe andre, er, at du oftest selv vil blive hjulpet endnu mere, og nogen gange faktisk får mere gavn end dem, du hjælper. Det er ikke altid direkte fra den samme person, men andre omstændigheder i éns liv, som bliver trukket ind af din givende tilgang, hvor du giver fra overskud og ikke fra mangel.

Sørg for ikke at overkomplicere dette arbejde. Overtænkning og overkomplicering er så let for mange af os, at vi kommer til at gøre det sværere for os selv, end det er nødvendigt.

Dette arbejde handler virkelig om at gå ind og transformere det dybe mørke rod i os. Det handler ikke om at være positiv eller løfte din vibration, som mange andre snakker om. For at heale de svære følelser, er vi nødt til at anerkende og mærke følelserne, bemærke dem og byde dem velkommen. Når vi tillader os selv det samt at udtrykke vores følelser på en sund måde, samtidig med at vi har lyden med som en del af det, kan vi opdage, at vi kan være tilstede med det, som er ubehageligt, og at modgiften automatisk dukker op (Dwoskin, 2011).

Der kan dukke raseri, had og skam op, men vi kan transformere disse tunge, fastlåste og svære energier til deres højeste og lyseste potentiale for os selv og de klienter, du har. Meget af den information, jeg har præsenteret for dig, vil ikke kun hjælpe dig med at hjælpe andre, men mindst ligeså meget dig selv.

Du vil stoppe med at angribe dig selv eller holde dig tilbage i det indre offer, for hvordan kan du været et kraftfuldt væsen, når du hele tiden angriber eller forsvarer dig selv indvendigt? Det er et tåbeligt spild af energi og tid - i stedet for at være hel indvendigt og samlet i fred. Hvis du ikke kan skabe indre fred, hvordan vil du så nogensinde kunne skabe ydre fred?

Vi vil langt hellere forenes med - og være venlige mod os selv - i stedet for hele tiden at misbruge og lave overgreb med den indre stemme. Lad os hellere have intentionen, at vi er det sundeste menneske, som vi overhovedet kan være - ved at styrke vores elektriske krop; at signalet i din elektrisk krop fungerer perfekt, og at det ikke handler om de kosttilskud, du har spist, sellerijuicen du drak, eller yogaen du har lavet, men at du har sagt din sandhed og æret dine følelser, fået dem fordøjet og fyldt dit batteri op ved at udtrykke dig på sunde måder, som holder støjen og modstanden ude af dit signal. Det er absolut muligt, når du lærer at navigere efter elektriske principper i dette miljø og omstændigheder vi befinder os i.

Én af de vigtigste temaer at være opmærksom på, når vi behandler os selv og andre, er kontrol. Ubevidst kommer vi til at overlade kontrollen til nærmest alt og alle i løbet af vores hverdag. Vi lader os styre af ydre omstændigheder, der putter os i et indre følelsesmæssigt fængsel. Hvad mener jeg med det?

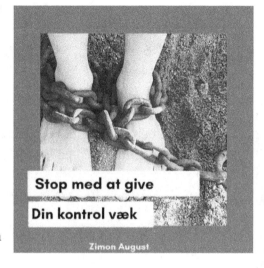

Jo - ser du, hver eneste gang, vi føler, vi er ude af kontrol med hensyn til f.eks. vores krop, penge, status, andre mennesker og verden, så overlader vi ubevidst energien og kontrollen til dem.

Det har dog kun den energi, som vi giver den!

Det er meget let at føle, at vores ydre omstændigheder har kontrol over vores indre frihed! Specielt hvis vi føler, det er uretfærdigt, hvad vi er blevet udsat for - så sætter vi hælene i og kæmper imod, indtil vi efter mange år bliver slidte af den indre og ydre krig.

Du kan spørge dig selv, om du ganske enkelt kan give slip på lysten til at blive kontrolleret af: din krop, din økonomi, uretfærdighed osv.?

Bare stoppe kampen - bare for nu - så godt som du kan og give slip på lysten til at lade din indre fred være afhængig af ydre omstændigheder.

Observér derefter hvordan dine ydre omstændigheder vil ændre sig til at matche din indre frihed og accept.

UDBRÆNDT?

Er dine behov vigtige? Som behandler er det vigtigt, at vi sørger for at tage iltmasken på først.

For - måske har du også lagt mærke til det?

Flere og flere brænder ud – uanset sociale lag - og går ned med stress.

Især de, der har en "hjælper"-programmering indbygget i deres system, kan tit køre sur i det.

Jeg observerer tit i mit arbejde med lydhealing, at mange bliver udbrændte, når de har haft en opvækst, hvor deres behov ikke blev dækket. I stedet for begyndte de at dække andre menneskers behov og endte med at sige "ja", når de i virkeligheden mente "nej".

Mange tillader sig heller ikke at følge deres "ahh", men ender med at kæmpe med deres "arrgghh". På et tidspunkt bliver éns binyrer, nervesystem og hjerne så udmattede af underskuddet, at de bryder sammen.

Balance er nøgleordet - at tillade sig selv at modtage og give frit. At sige ja når man mener ja, og nej når man mener nej. Ikke at lade andre gå over éns grænser og vide at éns behov ikke er selviske, men fortjener at blive dækket.

Start med at prioritere bare én god ting for dig selv hver dag – bare brug 5 minutter på noget som lader dig op, uanset hvad det er.

Så vil du hurtigt mærke overskuddet, kreativiteten, glæden og humøret komme tilbage igen.

Nogle af de ting jeg selv gør er at:

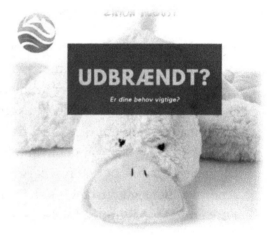

-meditere
-slippe fortiden
-sidde i solen
-gå en tur
-forkæle mig selv med god mad
-lydheale min krop

Du kan lave din helt egen liste over ting, som fylder dit indre batteri op.

Følelsesmæssig forstoppelse og håndtering af følelser

Det er nok én af de sværeste emner at håndtere sine følelser! Det er ikke noget, vi har fået lært hjemmefra eller i skolen. Mange af os har en tendens til at indkapsle vores følelser - i håbet om, at vi aldrig vil mærke dem igen.

Ubevidst prøver vi tit at drukne eller bedøve traumatiske oplevelser, vi har haft, eller når vi har været igennem en hård periode af vores liv med mange udfordringer og heftige følelser.

Jeg finder tit en del fastfrossen energi/følelser i lydhealingerne, der nærmest virker som en mur - følelser, som aldrig er blevet set på eller fordøjet. Frygt for at smerten skal overvælde én, men alle følelser har en ende. Nu kommer de op til overfladen igen, fordi du er parat til at være fri for dem, mærke dem og heale dem. For vejen går gennem følelserne - ikke udenom. Mange har dannet et tykt fysisk panser og undviger berøringer. Andre holder sig konstant fysisk i gang eller mentalt beskæftiget for at undgå følelser som sorg, vrede og frygt.

Dels bruger man mange kræfter og energi på at holde følelserne indkapslet og væk; derudover bliver livet fladt og tomt uden de højder, det medfører at være i kontakt med sine følelser og tale sin sandhed.

I vores sprog har vi en sjov indsigt skjult i forhold til vores følelser. Vi siger "jeg er vred" i stedet for det mere korrekte "jeg føler mig vred", og de følelser, som vi identificerer os med, kan vi ikke give slip på. Når vi slipper identifikationen med følelserne og ser dem som billeder på vores indre biografskærm, så vil ingen af billederne påvirke os - uanset hvor meget drama, bomber og krig der foregår på skærmen.

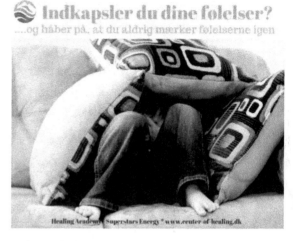

Meget af denne håndbog om, hvordan du kan heale med lyd, handler om vores følelsesmæssige håndtering, og det skyldes ganske enkelt, at de færreste af os har lært det hjemmefra eller i skolen.

Hvad skaber den største stress for mennesker?

Det gør vores følelsesmæssige forstoppelse. Og hvad gør stress for kroppen i for store mængder? Lidt stress er sundt, men for meget har en tendens til med tiden at medvirke til sygdomme. Stress er en faktor i fem ud af de seks største dødsårsager, og helt op til 75-90 procent af alle lægebesøg menes at stamme fra stress-relaterede årsager (Robinson, 2013).

Med lydhealing går vi ind og retter den indre rytme, der derefter ændrer vores ydre liv og rytme, og på den måde kan vi komme helt til roden af vores udfordringer.

Gentager du et mønster igen?

Oftest er den eneste ting, der fastholder situationer, som vi har kæmpet med i evigheder, følelser der låser dem inde. Specielt frygt og vrede.

Vi gentager et mønster igen og igen, indtil vi glemmer, at vi faktisk har styrken til at ændre dem.

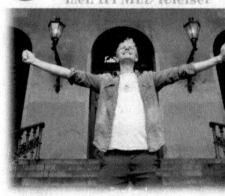

Vi kommer til at handle ud fra følelser med lavere vibrationer eller handler ikke og fortryder det. Specielt når vi ikke har lært at håndtere følelser.

Derudover zoomer vi helt ind på vores smerte ét sted i kroppen og ignorerer de 99% af vores krop som er fri for smerte samt det tomrum, som omfavner alle fornemmelser.

Vi folder os selv sammen omkring en falsk del af os selv - og ignorerer vores sande natur.

Under alle følelser ligger mod, accept og kærlighed, som er din essens. Man vælger ganske enkelt at puste skyerne væk fra sit indre og se klart og tydeligt det, som du allerede er.

Følelser vil altid være der - men du behøver ikke lide over dem.
"Jeg tillader mig selv at være fri med følelser"

Spirituel hvidvask af følelser

Okay, denne håndbog i lydhealing vil utvivlsomt tiltrække et mere spirituelt publikum, og nu kommer vi til en vigtig lektion for dem.

Nemlig at der intet er galt med de såkaldte "negative" følelser såsom jalousi, vrede, had osv. Ja, de kan virke mørke og brutale, men de er en del af det spektrum af følelser, som vi mennesker har til rådighed.

Hvis vi springer dem over, og går direkte til "jeg tilgiver dig" uden virkelig at mene det, så sparer vi sammen til problemer for os selv.

Vi kan let komme til at lade som om, at alt er godt - med masser af lys og kærlighed, og at tingene jo "bare" er et spejl for os.

Vi kommer til at overanalysere, overtænke og vide, hvad det "korrekte" er at gøre og føle, men ikke have os selv med i processen. Vi hvidvasker derved vores følelser og springer dem over.

Sådan fungerer det ikke - alle følelser er velkomne, og ingen af dem er forbudte eller forkerte. Stop med at udskamme andre og ikke mindst dig selv for at have dem - og byd det at være et menneske med alle slags følelser velkommen. Som en gæst vil de komme og gå. Ikke alt kan løses med at putte et smil ovenpå. Du benægter på mange måder din egen livsenergi, når du benægter at anerkende dine følelser.

Det er langt bedre at finde sunde og balancerede måder at udtrykke dem på, så du ikke hober dem op og derved ender med at eksplodere på de mest uheldige tidspunkter og på personer, som måske ikke engang har gjort noget.

Det kan være voldsomt stressende for kroppen, og mange dæmper denne stress med søde sager, chokolade eller vin; i stedet for at "føle" de forbudte følelser ender vi med at spise dem. Selvom det kan føles stærkt ubehageligt, er det okay - selv som spirituel - at mærke dem.

Det er i øvrigt ret befriende ikke at skulle holde en facade op i forhold til andre mennesker eller putte sig selv op på en piedestal eller ift. en målestok, som er umulig at leve op til.

I stedet for at gøre det såkaldte rigtige for andre, så gør hvad der er rigtigt for dig. Som en lille stikpille herfra - husk, at du gerne må bande, og at du ikke er mindre kærlig af den årsag.

Vi er kollektivt forbundet

Det er ret svært at behandle børn og teenagere, hvis man ser dem som isolerede individer, har jeg opdaget i mit arbejde med lydhealing.

For tit og ofte ligger problemerne ikke i dem, men er en konsekvens af den kultur og det samfund, de lever i. Når frygten og angsten er blevet behandlet og har sluppet hos det enkelte barn, og de derefter bevæger sig ud i den "virkelige" verden til deres venner, samt det kollektive felt af tanker og følelser vi alle sammen er en del af, så er det langt sværere at fastholde roen midt i stormen.

I virkeligheden er det os som kollektiv, der trænger til en gennemgribende forandring og ikke børnene, som bare er et symptom på en "syg" verden.

Frygten og angsten for forandring er et tilsyneladende individuelt problem for de følsomme børn, som vi kollektivt kan forløse igennem kærligheden for at hjælpe dem.

KAPITEL 7
MUSKELTEST(NING)

Muskeltest til lydhealing

Din krop er et fantastisk instrument - som du faktisk kan bruge til at forbedre effektiviteten af din lydhealing.

Din krop ved, hvor du har blokeringer, og hvordan du bedst kan forløse dem.

Med en simpel test kaldet muskeltest(ning) kan du vurdere, hvorvidt du arbejder de rigtige steder i energifeltet.

Muskeltestning er udviklet i 1960erne af kiropraktoren George Goodheart og er hovedsageligt benyttet inden for kinesiologien, hvor Goodhearts (dejligt efternavn) mente, at kroppen er et netværk af energikanaler, og at et kortsluttet eller blokeret område, ubalancer m.m. kunne opdages ved at vurdere muskelstyrke og tonus.

Når musklen bliver svag er svaret "nej", og hvis den ikke bøjer sig for presset, er svaret "ja".

Prøv at gøre dette med en ven:

1. Stå sammen - vedkommende som vil besvare spørgsmålet løfter hans/hendes arm op - enten ud foran sig eller til siden.

2. Testeren forklarer, at han/hun vil spørge et spørgsmål og så benytte et let tryk på personens arm. Vedkommende, der bliver testet, skal let kunne modstå trykket.

3. Testeren bedømmer hvordan et "ja" og et "nej" føles - det kan tage et par forsøg.

4. Testeren kan sige "vis mig et ja" - det kan tage et par forsøg.

5. Testeren kan nu spørge spørgsmålet og se, hvad svaret bliver.

Hvis vedkommende, som bliver testet, uanset spørgsmålet ikke kan modstå trykket, kan det være, at testeren evt. skal lette trykket. Det kan også være, at vedkommende ikke fokuserer, forstår spørgsmålet, eller at de skal prøve at modstå trykket.

Muskeltestning alene

Efter at have øvet dig med en partner, kan du lære at lave muskeltestning alene. Her er hvordan!

1) Lav med din venstre hånd en cirkel mellem din pegefinger og tommelfinger og pres dem sammen.
2) Gør det samme med højre hånd.
3) De to fingre på højre hånd sætter du ind i cirklen, som du har skabt med venstre hånd.
4) Prøv så at hive de to fingre fra højre hånd igennem cirklen skabt af venstre hånd.
5) Presset du laver med højre hånd skal være let, men tilstrækkeligt til at du får et klart "ja" og "nej".
6) Bed om at få vist følgende. "Vis mig et ja" og "vis mig et nej".

Jeg vil anbefale dig, at du muskeltester dig selv i forhold til dine 7 primære chakraer samt solstjerne- og jord-chakraet, så du sikrer dig, at der er balance i dem.

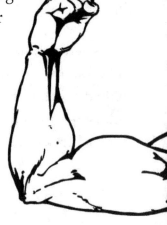

KAPITEL 8
DIN STEMME SOM HEALING

Bruger du din stemme og ord som healing?

Du behøver ikke kunne ramme tonerne for at lave healing med din egen stemme. Ingen sangtræning er nødvendig. Der er heller ikke særlige måder at synge på, der er mere rigtige eller forkerte – ud fra min erfaring. Det handler alt sammen om at slippe stemmen fri og lade den gøre arbejdet.

Rigtig mange af os har desværre fået mange skrammer på selvtilliden, når det kommer til at bruge vores stemme og har måske endda fået af vide, at vi har en skinger, grim eller dårlig stemme, der hverken kan holde en rytme eller tone. Derfor lægger vi låg på det fantastiske redskab, som vi har tilgængelig helt gratis for os.

-Et instrument så perfekt, at den kan udtrykke vores følelser og tanker, så andre bliver rørt dybt i hjertet. Bare tænk på nogle af de største sangere og sangerinder her i verden, som kan hælde deres livshistorie og hjerte ud - både sorg, frygt, kærlighed og vrede - så det lyder smukt, og vi bliver betaget og kan ofte genkende os selv.

Når vi giver stemme til de blokerede følelser i vores krop, vælger vi at sætte dem fri – vi åbner for vores hals-chakras frie udtryk.

Healing med stemmen er brugt igennem årtusinder i form af mantraer, bøn, shamanistiske traditioner, hellig sang og lydhealing – så det ville være ærgerligt at undlade at bruge dette helt gratis redskab og instrument, vi har med os alle steder (Crystal, 2018).

Hvordan kan du bruge din stemme?

Jeg kunne sagtens have gjort lydhealing med stemmen til et kompliceret emne, hvor der er bestemte toner, som åbner for forskellige chakraer og insisteret på, at der kun var én måde at gøre det på; men jeg vil hellere sætte dig fri til at gå på opdagelse i, hvad der fungerer for dig og komme med nogle enkelte fif og råd.

Én af de letteste måder at komme i kontakt med din stemme er ved at nynne, og på den måde undgår du også, at du skal tænke på hvilken tone, du skal ramme, og at det skal lyde "perfekt". Det handler om at lege det ind og gå på opdagelse med nysgerrighed og åbenhed.

En anden måde er - med intention og fokus - at nynne fra rod-chakra og hele vejen op til dit krone-chakra. Bemærk hvordan det føles, når du nynner fra rod-chakraet. Se et gyldent lys, som danner sig, når du synger derfra – du kan endda visualisere den røde farve fra rod-chakraet. Bemærk hvordan tonen og lydende vil skifte, mens du bevæger dig opad, igennem de forskellige chakraer.

Du vil nok hurtigt opdage, at du sætter gang i en del energi inden i dig selv – det kan få én til at grine helt ukontrolleret, græde, ryste og meget andet. Det er helt normalt og befrier en masse energi.

Hvis du oplever, at du tit kommer til at mangle luft, og at lyden bliver anstrengt at få ud eller en meget lav tone, så er det en god idé at slappe af i tungen. Vores tunge åbner/lukker for at lyden kan komme ud, og mange spænder ubevidst op i den, når de skal synge. Jo mere, du slapper af og ikke er bange for at tonen "knækker", jo friere vil din stemme blive.

Syng og dans dig fri

Hvor smittende er glæden ikke, når vi smiler, synger og danser frit uden at tænke over andres bedømmelse. Hver af os er født med forskellig smag i musik, dans og lyster til alt i verden, så føl dig ikke mærkelig eller forkert, hvis ingen andre helt forstår din smag.

Musik og dans er gennem tusindvis af år blevet brugt som et healende redskab og til forløsning af følelser. Uanset om du selv føler, at du ingen rytme eller tone har i kroppen, så handler det om at slippe energien fri.

I den vestlige verden er de gamle traditioner for at synge og danse sig fri nærmest forsvundet, og vi er blevet fastlåste på vores stol foran computeren og mobilen.

Vi bliver i høj grad undervist efter 'røv-til-sæde-princippet' som den eneste undervisning, der tæller og glemmer, at en stor del af befolkningen lærer bedre ved at mærke og føle på egen krop. Hvis du føler stort ubehag ved at synge og danse, så start med at gøre det et sted alene, hvor ingen kan hverken se eller høre dig, før du evt. kaster dig ud i at gå på et begynderhold.

Syng fra kærligheden – sjælesang

Sjælesang er et begreb, som jeg hørte fra en god veninde, mens jeg skrev bogen, og vil her give mit bud på den.

Vend din opmærksomhed ned i hjertet og find et sted hvor du kan være dig selv, hvis du er lidt genert eller bange for, at du ikke kan ramme tonerne.

At synge i et kor kan være en kæmpe fornøjelse, men hvis du ikke har lyst til dette, så start småt derhjemme. Med bevidstheden i hjertet - tillad hvilke som helst ord og lyde at komme ud af dig fra hjertet. Syng eller nyn - fløjt om kap med fuglene.

Døm ikke de lyde eller toner, der kommer ud af dig som forkerte eller dårligt lydende. Tænk på en oplevelse fra dagen og alle de følelser og tanker det bringer op. Hvordan ville det lyde, hvis du sang det frit ud?

Du kan også gå direkte til at synge ud fra ren kærlighed og mærke hvordan vibrationerne i din stemme og tonerne, uanset hvor falske de vil lyde i andres ører, vil være for dig.

Giv slip engang imellem og syng højlydt så alle kan høre det. Hvis ikke nu - hvornår vil du så gøre det?

Nogle lette teknikker til at sætte stemmen fri

Lige nu ved du måske ikke, hvad du skal gøre for at heale med din stemme. Det er fremragende - pudsigt nok. Start med at lave en lyd, lad os sige lyden aaaaaaaahh.

Mens du gør dette, vil du begynde at bemærke nogle ting. Bare bliv ved med at lave lyden og vær helt ligeglad med, om du rammer tonerne.

Prøv så at bevæge dit hoved og se hvad der sker.

Læg mærke til hvad din tunge gør.

Måske får du lyst til at se, om du kan give slip på spændinger i kroppen og tungen. Se om der er noget, du kan slappe mere af i.

Bare leg med dette og observer hvordan dit fokus ændrer sig. Det handler ikke om bare at synge - uden bevidsthed om hvad du gør, men at bemærke, hvad du føler dybt, mens du gør det.

Du vil formentlig lægge mærke til, at bevægelsen i dit hoved ingen negativ påvirkning havde på vibrationen af din stemme. Tværtimod sidder der mange muskler rundt omkring hovedet og halsen, som bliver mere afslappet og friere, hvorved din stemme bliver mere fri.

Jo mere fri dine muskler er, jo mere fri er din stemme! Du behøver bestemt ikke stå stiv som et bræt eller være nervøs for næste tone.

Kontrol mod tillid. Jeg vil nu snakke lidt om at "give slip" på spændinger i kroppen og ikke mindst i vores tankemønstre. Når vi giver slip på lysten til at kontrollere behovet for at lyde godt og leve op til et bestemt image, sætter vi os selv og vores stemme fri.

Når vi har et behov for kontrol, har vi i virkeligheden en frygt for at være ude af kontrol. En perfektionist er f.eks. en person, der er bange for ikke at være perfekt og derfor aldrig tager chancer og ender med at være langt mindre, end vedkommende har potentiale til.

En anden person med mange ambitioner - uden begrænsende tanker - kan have modet til at forandre sig selv til det bedste vedkommende kan blive – ud fra devisen om at " tage tingene som de kommer i fuld tillid".

Langsomt slipper vi frygten for manglende kontrol.

Der er også forskel på kraft og anstrengelse. Når vi bruger anstrengelser for at bruge vores stemme, skaber vi mere spænding og modstand. Jo mindre fysisk anstrengelse, jo mere frit kan du udtrykke dig, og jo mere kraft vil din stemme have. Uden anstrengelse betyder ikke, at du kommer til at synge dårligere eller bruge den mindre effektivt. Det er faktisk helt modsat - jo mere fri du er fysisk, jo mere kan du udtrykke dit sande jeg. Dette gælder alt andet her i livet også.

Nogle af os kan være bange for at vores stemme "knækker", men når vi prøver at beskytte os selv og ikke accepterer knækket, bliver vi mere anspændte, frustrerede og bange.

I stedet for at være bange for det, så tjek med dig selv "hvordan føles det?", hvilket er et meget bedre spørgsmål end "hvordan lyder det". På den måde stopper vi med at dømme os selv og åbner for at lære med tillid. Vi lærer at være tilstede i det nuværende øjeblik/nu.

I nuet er der flow, vores indre kritiker er trådt til siden, og vi er mere kreative. Hvis vi gerne vil stoppe vores læring, skal vi bare sige "ja, men". Hvis vi hele tiden evaluerer, leger vi det ikke ind. Øvelse og træning bliver en forpligtelse i stedet for en opdagelsesrejse - en kreativ proces og et eksperiment.

Hvis jeg fortalte dig, at du kun måtte gøre det på én bestemt måde, ville du sidde fast i øvelserne og vænne dig til kun én måde at gøre tingene på. Der ville ikke ske meget udvikling efter det.

Vores tunge er det magiske redskab for stemmen, men mange af os holder mange spændinger i den, når vi taler, sidder foran computeren eller ser tv. Hvis du har problemer med stemmen, har du højst sandsynligt problemer med tungen.

Tungen fungerer psykologisk som en beskyttelsesmekanisme, hvis vi føler os utrygge ved at sige vores mening, en generel frygt og ved at udtrykke os selv. Mange af os vil være bange for knækket i stemmen, selvom det ikke skader din stemme. Det kan føles irriterende eller pinligt, men det gør ingen skade - med mindre det holder dig tilbage og får dig til at spænde op pga. frygt for at få af vide, at du ikke kan synge og derfor stopper din udvikling.

Frygten vil bare skabe mere af det samme - accept er vejen frem. Accept af at det vil ske, og at det er okay. Der er jo heller intet galt i, at et barn, der er ved at lære at gå, falder og rejser sig igen?

Løsningen er at finde et sikkert miljø, hvor man kan øve sig, i starten. Det kan være et lukket rum, hvor du giver dig selv muligheden for at gøre noget, som du aldrig har gjort før - eksperimentere med din stemme og slippe din stemme fri uden at beskytte den, få den til at lyde godt eller ramme de rigtige toner - og endda uden at ville udtrykke en bestemt følelse.

Kapitel 9

Afslutning

Placebo-effekt og nocebo-effekt

Skræmmende beskeder/tanker giver skræmmende resultater – nocebo-effekten!

Placebo-effekten har de fleste hørt om - en "behandling"/ et medikament som dybest set ikke burde have nogen virkning, men som pga. tillid til lægerne og den formodede "behandling" skaber en positiv effekt).

Nocebo-effekten, derimod, den fortaber sig mere i tågerne, hvis man spørger de fleste. Den kan næsten kaldes placeboens onde tvilling.

Her er det faktisk det modsatte, som sker, så man oplever en negativ effekt -og det er langt mindre undersøgt!

Man får tit skudt i foden, at alternative behandlinger bare er placebo, men hvis man læser mange af de videnskabelige studier – specielt dem, som ikke er finansieret af medicinalindustrien selv (ja der røg størstedelen), så er der tit og ofte ikke så stor forskel mellem placebo og selve midlet. Til gengæld er der alle bivirkningerne. Og så er der nocebo-effekten.

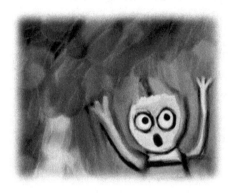

Her synes jeg, at især lægerne ofte har et problem (ikke alle selvfølgelig) – nemlig at de mangler kommunikative evner og empati/psykologisk viden. De kommer derfor til at sige nogle ting, som skræmmer livet af deres patienter, der får langt værre smerter/symptomer end før, hvorefter plejepersonale og andre terapeuter må ind og støtte op for at få angstniveauet ned.

Jeg skrev endda bachelor-projekt som fysioterapeut omkring "fear avoidance"- om hvordan kommunikationen enten kunne være understøttende for behandlingen eller modarbejdende.

Vores reptilhjerne reagerer meget kraftigt på en fysisk trussel som f.eks. at få af vide, at kroppen skal skæres i, eller at man snart skal dø, og derefter falder vores helbredstilstand markant.

Hvorfor ikke bare give patienten selv noget ansvar og se dem som hele mennesker.

De fleste patienter har alt for meget autoritetstro til lægerne – læger er også bare mennesker og kan lave fejl. Hvorfor lade ét menneskes mening ødelægge éns dag og helbred med frygt?

Dybest set peger det på noget helt grundlæggende – nemlig at hvis man har tillid til det, man får, så virker det bedre. Hvis man frygter noget, sker det oftere, og det leder os tilbage til vores sind - og især vores underbevidsthed - som den store organisator.

Hvis vi er stresset - bevidst eller ubevidst - i for lang tid ad gangen, så bliver vores krop påvirket. Når der er mindre frygt og mere ro og fred, så kommer kroppen sig hurtigere. Man har tit set folk, som kommer på hospice og egentlig burde dø ret hurtigt, men som kommer sig – netop fordi de får den ro og fred, som de virkelig trængte til og accepterede tingenes tilstand.

Ja, det er virkelig pudsigt tænker jeg!

For mig er placeboeffekten faktisk positiv! I virkeligheden kan ingen pille eller person gøre én rask – det er éns egen krop, som helbreder sig selv med støtte. Den kan det meste selv, hvis den får lov.

Placebo-effekten kan bruges til at skabe den tillid til forandringer, som det kan kræve, når man er i gang med en heftig transformation. Vi bør nok alle sammen se lidt på vores kommunikation og grundlæggende frygt – og ikke mindst lytte til vores egen intuition! Den har ret, men kun i 100 % af tilfældene.

Jeg havde engang en klient, som kom til mig syg af bugspytkirtelkræft for understøttende behandling af den konventionelle. Efter et par gange hvor han fik det bedre og bedre, sagde lægen "Vi kan ikke gøre mere for dig", så indirekte kunne han bare give op og acceptere, at han snart ville dø; klienten blev forståeligt meget vred over denne besked.

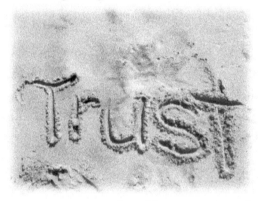

Da jeg så ham næste gang, var han blevet opgivende og så langt mere syg ud, end da han startede med at komme. Ubevidst var lægens diagnose så kraftfuld en kommunikation, at han på mange måder gav op indvendigt.

Det sker nemlig tit, at vi giver kraften og styrken væk til andre, lægernes diagnose og forudsigelser – vi bliver et offer for en autoritet og sygdommen. Nogle får en diagnose og får lynhurtigt de symptomer, der står beskrevet omkring sygdommen. Andre bruger det til at prøve at modbevise det og kæmper kraftigt imod diagnosen. Ingen af disse er særligt frie.

Jeg kæmpede selv imod, da jeg fik så simpel en røntgen-diagnose fra en tandlæge om, at jeg havde flere huller i tænderne. Hullerne var uden tvivl skabt af følelsesmæssig stress, da jeg på det tidspunkt havde et arbejde, jeg egentlig ikke kunne lide. Jeg besluttede mig for ikke at få lavet hullerne, da jeg ingen symptomer havde og skiftede tandlæge (ikke så meget pga. hullerne, men fordi det oftest føltes som et overgreb af få behandlet tænderne hos dem).

Den nye tandlæge bad mig om at sige til, hvis der opstod nogle smerter og gav mig ét år, før et nyt røntgenbillede ville blive taget, til at få he(a)let dem. Efter ét år, hvor jeg havde skiftet job til at blive selvstændig og havde håndteret en række fysiske og psykiske udfordringer, kom dagen til røntgen igen. Og gæt engang, alle hullerne var he(a)let op. Så magisk kan vores krop være.

Så husk dette – du er ikke din diagnose - du er meget mere end den identitet.

Én diagnose er en kasse ligesom "mand" og "kvinde", men igen – du er langt mere end det. Det gør det sommetider lettere at have en diagnose, og jeg siger ikke, at det er forkert at få én. Men bare mind dig selv om, at uanset hvilken diagnose eller kasse du har fået tildelt, så er du mere end det.

Min fysiske krop i denne livstid vil være defineret som en mand, men jeg er ikke en mand. Jeg er ikke en kvinde. Jeg er mere end det, og du er ligeså.

HVORDAN FÅR JEG MEST UD AF LYDHEALING

(2 sider du kan give til dem, du hjælper)

Der er en del spørgsmål, jeg ofte får - så jeg vil lynhurtigt besvare dem her, så du også kan hjælpe dem, du lydhealer, bedst muligt:

1. Kan man lytte til lydhealing for meget (overdosere)?

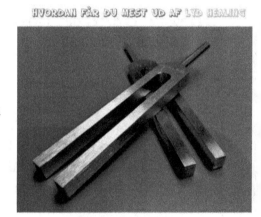

Det er kraftfuldt arbejde og kan skabe en del udrensning fysisk og følelsesmæssigt - specielt den første gang du lytter til optagelsen eller går til en session.

Vent helst et par dage mellem første og anden gennemlytning.

Lyt til din krop - den vil altid guide dig - ikke dit hoved.

2. Hvordan mildner jeg udrensningen?

Drik masser af vand, gå en tur på bare fødder, tag et bad eller fodbad med lidt havsalt eller lavendelolie. Træk vejret dybt og slap af.

Din krop er i gang med store dybe og varige forandringer, som, på en subtil men kraftfuld måde, får dig tilbage til din oprindelige tilstand.

En god nats søvn kan gøre underværker.

3. Virker det?

Prøv det af - det er den allerbedste måde. Jeg vil ikke overbevise dig om noget :)

4. Hvordan fungerer det på tværs af tid og sted?

Det er ret fascinerende, hvordan man kvantefysisk har opdaget, at tid og afstand INGEN betydning har. På samme måde som vi ikke behøver at være tilstede live, når musikere optager en rørende sang, og du mange år efter kan føle den samme energi.

Alt er tilstede lige NU, hvis vi tuner ind på det med vores intention. Men hele vores univers er elektrisk forbundet (læs evt. The Electric Universe teoribøger).

Sandheden og virker det?

Nu hvor vi er ved at være ved vejs ende i håndbogen her, er det enormt vigtigt, at jeg endnu engang understreger dette.

"Stol ikke på hvad jeg siger, tjek hvad der er sandt for dig"

Når jeg underviser eller laver lydhealing, vil du ofte høre mig sige "Stol ikke på ét ord af hvad jeg siger - tjek med dig selv, din egen oplevelse og erfaring".

Det gør jeg ikke uden grund; mange af os tager tingene for gode varer og glemmer at stille spørgsmålstegn og mærke efter, om det giver mening.

Vores blinde tillid og naivitet kan desværre blive misbrugt af nogle, som måske fortæller halve sandheder eller dirigerer vores opmærksomhed væk fra de virkelige problemer.

Der er INTET negativt eller ukærligt i at stille spørgsmålstegn, hvis du synes noget er riv-rav-ruskende-galt eller ikke passer ind med dine erfaringer og oplevelser.

Jeg prøver altid at inddrage alle vinkler, inden jeg kommer frem til en konklusion - og allervigtigst, jeg tester det af på mig selv, før jeg anbefaler ting videre.

Ofte måtte jeg æde mine fordomme omkring Feng Shui, Jordakupunktur og numerologi eller endda lydhealing - som jeg havde fået smidt ind i mit hoved fra andres meninger, uddannelser og frygt for at skille sig ud. I stedet for at bekæmpe hinanden - alternativ og mainstream - så se i stedet på hvordan de kan hjælpe hinanden.

Hvis du er vred eller rasende over dine opdagelser, så tillad dig selv at have de følelser - det er langt kærligere at stå ved dine følelser end at forsøge at pakke dem ind og ned, så vi til sidst ikke ved, hvad vi egentlig føler. Det skaber stress, når vi føler, at kærlighed og lys kun må være på én måde.

Du er unik - one-size tilgange passer ikke til alle - nogle mennesker vil tale lige præcis til dig, og nogle tilgange vil give dig kæmpe resultater - andre vil ikke. Det er præcist, som det skal være - ellers havde naturen opfundet kun én blomst, én fisk, én sten. Naturen elsker variation!

Hvis du har lyst til at være bombastisk, direkte og smide sandhedsbomber - så gør det! Du er ikke mindre kærlig, positiv eller lys af den grund - tværtimod åbner du for at andre mennesker kan stå ved sig selv og være deres autentiske modige selv.

Hvordan skal de ellers kunne finde frem til dig, når du gemmer dig under en sten af andres holdninger til dig?

Steve Jobs sagde engang, *"If you want to make everyone happy, don't be a leader, sell ice cream".*

Inden jeg sender dig afsted ud på din rejse af den fantastiske verden af lyd, er det vigtigt at huske dette:

Hvis jeg ventede på perfektion, ville jeg aldrig have...

Lad mig slå én ting fast først - jo, det er godt at gøre sig umage. Men at gøre alting perfekt?

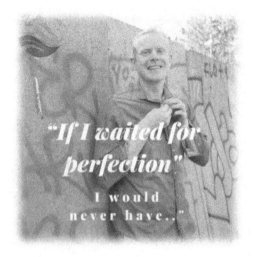

Det er for hårdt et krav for enhver nybegynder, og hvis jeg havde lyttet til den stemme, havde jeg aldrig...:

* Startet på at lave videoer - og nej, de bliver aldrig perfekte for alle andre, og det er fint med mig. Jeg ved, det ikke handler om indpakningen og at gøre det perfekt, for så ville jeg aldrig have lavet over 300 videoer.

* Fået flere af mine jobs - fik blandt andet et job hvor man skulle kunne svensk, og jeg må indrømme, at jeg først kunne det tre uger efter jeg HAVDE FÅET det, hvor jeg havde knoklet mig igennem et svensk-kursus.

* Jeg ville aldrig være begyndt på Jord-akupunktur, for jeg brugte 3 måneder på bare at få vinkelpindene til at rykke på sig (og mine elever er bange efter 1 time uden bevægelse).

* Begyndt på lydhealingen på min måde; der er og var absolut ingen andre i Danmark til at lære fra - alting måtte jeg lære fra bunden af og starte alt fra scratch, men jeg vidste bare, at jeg skulle tage det til Danmark.

Perfekt? Det kommer måske engang i fremtiden, men det er ikke min motivation. Min motivation er at kunne være en guide for andre op ad bjerget, som jeg selv har trådt op ad (og stadigvæk går på).

Jeg lytter til feedback, men jeg bruger kun det, som, jeg føler, er vigtigt for mig. Det er altid min indre anerkendelse, indre viden, indre kærlighed - som er vigtigt for mig, så jeg kan skrue op for det, som vil igennem mig og hjælpe jer med at få jer på toppen.

Perfekt er for mig lig med frygt for fejl - og laver jeg ingen fejl, laver jeg ingen fremskridt eller handling.

Jeg håber, at denne viden og visdom vil bringe dig lige så mange eller flere velsignelser, som den har bragt ind i mit liv. Du er med denne håndbog i hånden et godt stykke ad vejen til at blive en dygtig lydhealer med stemmegafler.

Jo mere, du øver dig og tillader dig selv at gå på opdagelse i energifeltet - uden pres, overtænkning og at overkomplicere det, jo lettere vil det være for dig at hjælpe dig selv og andre.

Måske vil du opdage nye og kraftfulde teknikker og metoder selv og kan lægge denne bog til side, fordi du har åbnet fuldt ud for din indre guide, som vil vejlede dig præcist og sandt til alle tider.

Med disse ord vil jeg sende dig afsted på den fascinerende rejse af lyd og vibrationer.

Al min kærlighed og tak
Kærlig hilsen

Zimon August

Delfiner er et elsket dyr, der er alletiders lydhealere – så selvfølgelig var det delfinen, som skulle være symbol for denne bog. Delfiner er berømte for deres ekkolokalisering, der fungerer som en slags biologisk sonar.

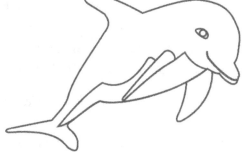

De repræsenterer harmoni og balance. Delfiner er både højt intelligente og forbundne med deres intuition og viser os balancen mellem de to tilstande. Delfiner er også et symbol på beskyttelse og guider os på vejen her i livet. De minder os om at nyde livet, bruge humor og lege.

Om Zimon August

Zimon August er spirituel leder, forfatter til "Kærlighedsgenerationen - håndbogen i kærlighedens veje" og "Heal Kroppen med Lyd". Han har studeret Feng Shui og Jord-akupunktur igennem et årti og har siden slutningen af 2016 undervist i Jord-akupunktur i Danmark på dansk.

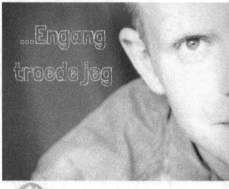

Han benytter de fremmeste healingsredskaber såsom lydhealing og meditationer i sin praksis, hvor han udnytter sin dybe følsomhed. Uddannet kaldæisk numerolog siden 2019.

Zimon August er uddannet fysioterapeut og har en bachelor fra CBS i International Business & Politics, men har igennem mere end 13 år arbejdet med det alternative. Han har mødt og studeret hos en række holistiske livsstilseksperter fra ind- og udland.

Zimon startede i 2013 sit eget firma, hvor han hjælper folk til et bedre helbred og mere succes ved hjælp af energien fra hjemmet med udgangspunkt i Jord-akupunktur og Feng Shui samt det indre arbejde igennem kærligheden.

Læs mere om Zimon ved at besøge hans hjemmeside:

www.center-of-healing.dk

Referencer

Beaulieu, J. (2010). *Human Tuning - Sound Healing with Tuning Forks.* New York: Biosonic Entreprises.

Crystal, D. (2018). *Pain Free Made Crystal Clear.* Outskirts Press.

Dwoskin, H. (2011). *Spørgsmål som forløser.* Silkeborg: Forlaget I AM v. Ole Vadum Dahl.

Findlay, T. (2013). *A Beginner's View of Our Electric Universe.* Grosvenor House Publishing.

Horowitz, L. G. (1999). *Healing Codes for the Biological Apocalypse.* Healthy World Dist.

Luckman, S. (2010). *Potentiate your DNA - A practical guide to Healing & Transformation with the Regenetics Method.* Raleigh: Crow Rising Transformational Media.

Mckusick, E. D. (2014). *Tuning the Human Biofield.* Rochester: Healing Arts Press.

Muynck de, M. (2015). *Sound Healing Vibrational Healing with Ohm Forks.* Sound Universe LLC.

Odell, J. (7. Februar 2020). *Schumann Resonances and their Effect on Human Bioregulation.* Hentet fra BRMI -bioregulatory medicine Institute: https://www.brmi.online/post/2019/09/20/schumann-resonances-and-their-effect-on-human-bioregulation

Robinson, J. (22. Marts 2013). *Huffington Post.* Hentet fra HuffPost Contributor platform: https://www.huffpost.com/entry/stress-and-health_b_3313606

Scott, D. E. (2006). *The Electric Sky - A Challenge to the Myths of Modern Astronomy.* Portland: Mikamar Publishing.

Wikipedia. (20. November 2019). *Chakra.* Hentet fra Wikipedia: https://da.wikipedia.org/wiki/Chakra

Informationen i denne bog er ikke skabt til at behandle, diagnosticere, kurere eller rådgive omkring fysiske eller psykiske sygdomme.

Alle handlinger inspireret af denne bog sker på eget ansvar.

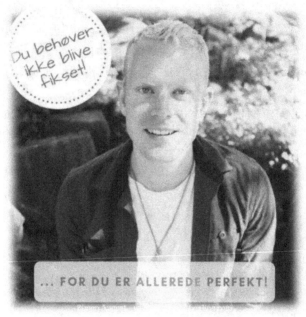

© 2020 Zimon August Sepnors –
Saioe Centers Info
Zimon August Sepnors har alle rettigheder til det
skriftlige materiale i '"Heal Kroppen med Lyd."

Materialet må ikke anvendes kommercielt i
direkte eller indirekte konkurrence med Zimons virksomhed.
Zimon August Sepnors navn må ikke anvendes i
reklame- eller reference øjemed uden skriftlig tilladelse.
www.center-of-healing.com
www.facebook.dk/healingacademysuperstars

CPSIA information can be obtained
at www.ICGtesting.com
Printed in the USA
LVHW020956141120
671493LV00006B/290